発達障害の
大人が抱える
不安と困難さを
減らそう！

特性を持つ大人の
日常生活の「大変さ」を減らす
対応とサポート

ASD(アスペルガー症候群)、ADHD、LD

# 大人の発達障害

## 日常生活編

18歳以上の心と問題行動をサポートする本

監修＊宮尾益知 どんぐり発達クリニック院長

河出書房新社

# はじめに

ここ数年、発達障害が改めて注目されるとともに
社会の意識の変化や法律の整備などによって少しずつ
社会的な支援も広がってきました。

しかし、発達障害の基本的な特性は大人になっても
変わることはなく、周囲から誤解を招くことも多いようです。

そのために毎日の日常生活においても、
さまざまな問題行動から周囲とトラブルになったり
孤立してしまい悩んでいる人もいます。

本書は、発達障害の大人に対するサポートについても
詳しい専門医である宮尾益知先生が監修し、
ASD（アスペルガー症候群）、ADHD、LDの特性を理解して
日常生活での対応策や適切な支援の方法をわかりやすく解説しています。

Contents

Contents

# 第1章

# 発達障害の特性は、大人になっても変わらない

発達障害とは生まれつき持っている特性で、言語・コミュニケーション・社会性などの発達に何らかの特性（偏りやゆがみ）があることによって生じる不適応状態を指します。特性は、大人になっても変わることはありません。また、発達障害の種類にもよりますが、一般的に女性の場合は特性の現れ方が違う場合もあります。

# 発達障害は大きく3つに分類される

発達障害は、さまざまな種類がありますが、主に「ASD（自閉症スペクトラム障害）」「ADHD（注意欠如／多動性障害）」「LD（学習障害）」の3つに分類されます。また、3つの障害が重なり合い併存している場合もあります。

## 3つの発達障害が重なり合っていることも多い

発達障害にはいくつかの種類があります。どの種類の発達障害かを見分けるために、さまざまな診断基準や指標が設けられています。とはいえ、その現れ方は人によって違いますし、複数の障害を併存している人もいます。主な発達障害には、次の3つがあります。

● **ASD**（自閉症スペクトラム障害）

「コミュニケーションの障害」「社会性の障害」「興味・活動の限定」という行動面の認知特性があります。本書では、主に知的な遅れのないASDを一般的に使われているアスペルガー症候群という呼び方で説明していきます⬇P26参照

● **ADHD**（注意欠如／多動性障害）

「不注意」「衝動性」「多動性」という行動面の認知特性があります。⬇P28参照

● **SLD**（限局性学習障害）

一般的にはLD（学習障害）とも呼ばれています。「読む」「聴く」「話

### 発達障害の名称や診断基準が変わってきた

発達障害の国際的な診断基準の一つにアメリカ精神医学会の「DSM」というものがあります。2013年に改訂され、現在、「DSM－5」が用いられています。それまでは「PDD(広汎性発達障害)」という区分がありましたが、その定義を変えて、新しく「ASD」という区分になったのです。かつては「自閉症」「自閉症障害」「広汎性発達障害」「アスペルガー症候群」などの名称が用いられていましたが、これらは一つの連続体（スペクトラム）と考えるようになり、現在では「ASD」という呼び方が用いられています。

最近の医療現場では、DSMの最新版を一つの基準としながら、ほかの基準や指標も使って、発達障害の診断や治療が行われています。

す」「書く」「計算する」「推論する」などの機能の中で一つの領域に遅滞を認める特性があります。本書ではLDという呼び方で説明して行きます。⬇P30参照

これらの発達障害は、それぞれが独立しているのではなく、一部が重なり合っています。ですから、同じADHDでも、人によってはLDやASDの特性が強く出てくる場合があるのです。

### 主な発達障害

**発達障害**

先天性の脳機能障害。幼少時に年齢相応の発達が見られないことから、発達障害と呼ばれている。認知能力や学習能力など、一部の発達にだけ遅れが見られるのが特徴。

**ASD**
（自閉症スペクトラム）

コミュニケーション能力や社会的な関係を作る能力、ものごとの応用力などに偏りがある。知的遅れのない場合、アスペルガー症候群と呼ばれる。

**ADHD**
（注意欠如／多動性障害）

不注意、多動性、衝動性が見られる。人によって不注意が目立つタイプ、多動性が目立つものなどに分かれる。生活面では「落ち着きのなさ」が特徴的。

**LD**
（学習障害）

読み書きや計算など、一部の学習能力が育ちにくい。生活面では「勉強が苦手」に見える。大人になると目立ちにくくなる。

**その他**

運動能力の偏りが見られる「DCD（発達性協調運動症）」、ADD(注意欠如障害)なども発達障害に含まれる。

※本書では各診断名の表記について、アメリカ精神医学会の「DSM−5」、および日本精神神経学会の「DSM−5病名・用語翻訳ガイドライン」を参考にしています

## 特性の現れ方は、性別やその人によって異なる

発達障害は、成長することによって大きく変化することはありません。ただし、経験を重ねるなかで、生活面への影響は変化します。そのため、大人と子ども、男性と女性では障害特性の現れ方が異なる場合があります。例えば男の子の場合は、どの特性も目立ちやすいといえます。ただし、人間関係がまだ複雑ではないため、ASDの特性が目立たないこともあります。女の子の場合は、一定の年齢に達するまでADHDの多動性や衝動性、LDの特性は目立ちにくい場合もあります。

# 発達障害の特性は、基本的に変わらない

発達障害は、病気ではなく先天性の特性です。したがって良くなることも治ることもありません。特性とはいわば個性であり、成長とともに一部分が目立たなくなることはあっても基本的に変わることはありません。

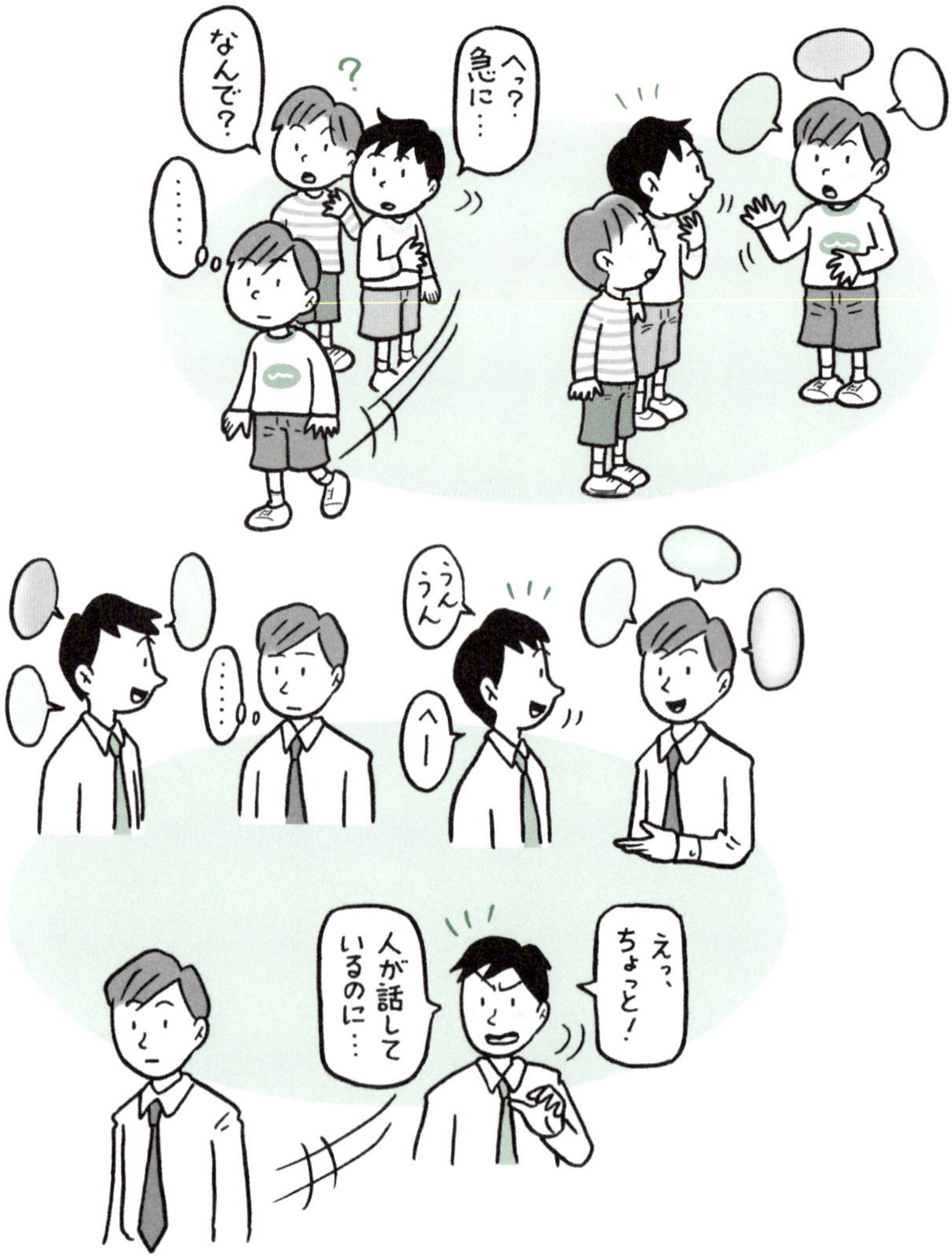
へっ？急に…
なんで？
……
うんうん
へー
……
えっ、ちょっと！
人が話しているのに…

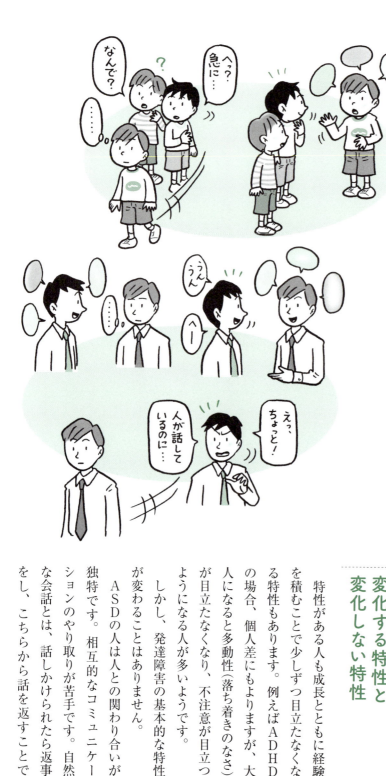

## 変化する特性と変化しない特性

特性がある人も成長とともに経験を積むことで少しずつ目立たなくなる特性もあります。例えばＡＤＨＤの場合、個人差にもよりますが、大人になると多動性（落ち着きのなさ）が目立たなくなり、不注意が目立つようになる人が多いようです。

しかし、発達障害の基本的な特性が変わることはありません。

ＡＳＤの人は人との関わり合いが独特です。相互的なコミュニケーションのやり取りが苦手です。自然な会話とは、話しかけられたら返事をし、こちらから話を返すことで

す。ところが、ＡＳＤの人は一方的に話すか、聞くだけで会話が続かず孤立してしまいがちです。そうした特性は、大人になってもほとんど変化することはありません。

　特性があっても子どもの時は、家族や学校などの枠組みがありさまざまなサポートを受けることができました。しかし、大人として社会に出れば、親も先生も助けてくれず、自分の行動には自分で責任を負わなければなりません。また、職場では学生時代のように好きな人とだけ話すということわけにはいかず、より複雑な人間関係を築く必要があります。変わらない特性のために精神的なストレスは、より大きくなる場合が多いのです。

　発達障害の特性のある人は、子どもの頃から周囲との「ズレ」や「生きにくさ」から大きなストレスを感じながら成長していきます。

## 気づかないうちに二次障害になることも

　学生時代には笑って済ませられたことも、職場でミスが続けば評価が下がったり、解雇されてしまうこともあります。毎日感じる強いストレスによって心のバランスを崩してしまう人もいます。その結果、過食、嘔吐、拒食を繰り返す摂食障害、眠れない不眠症、ひきこもりといった二次障害になってしまう人もいます。こうした状態を繰り返すことで、さらに重い精神疾患につながっていく場合があります。

　本人や周囲が発達障害に気がつくのが遅れると、長く二次障害に苦しむ場合があります。毎日の生活の中で常にストレスを感じているようなら、一度専門の病院や医師に相談してみましょう。

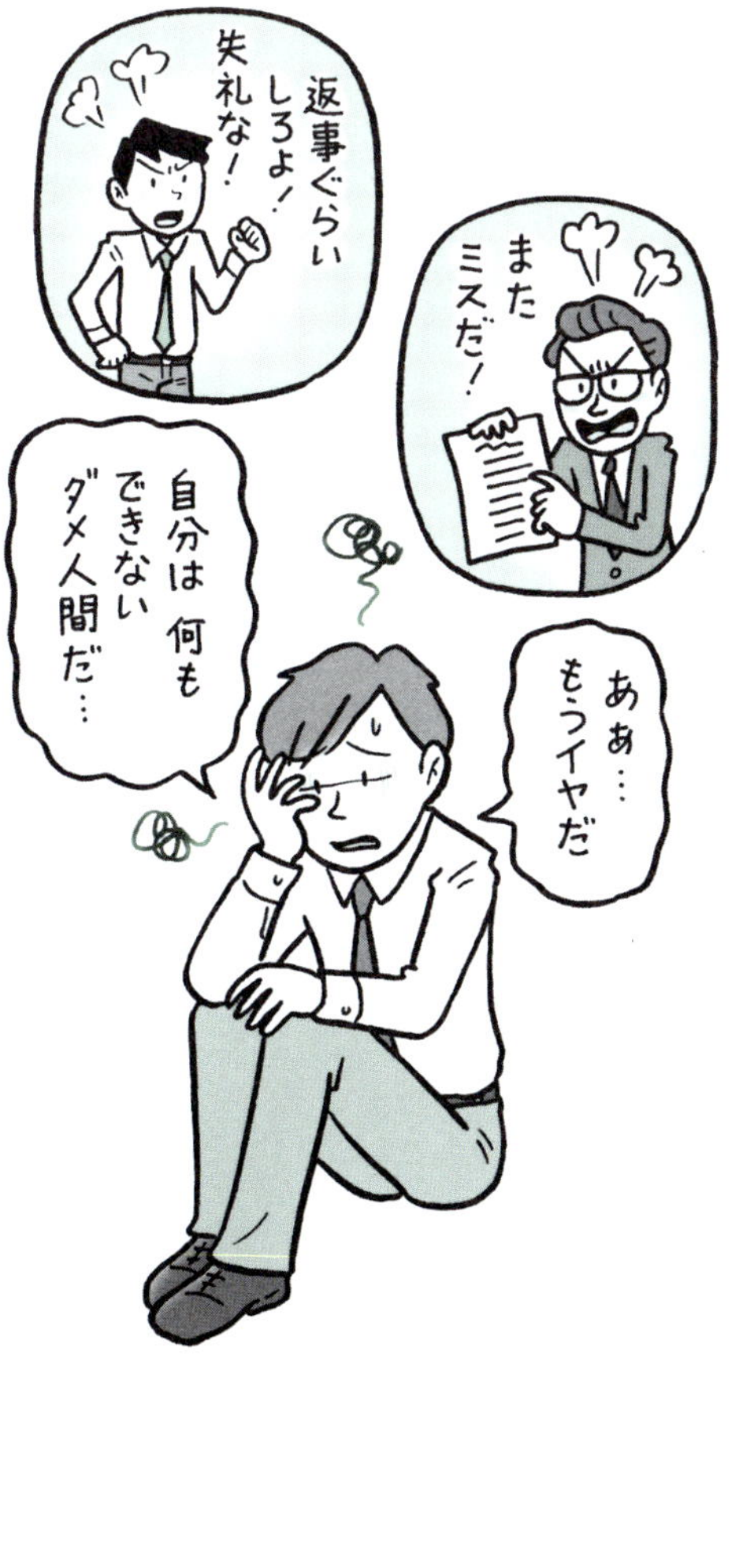
返事ぐらいしろよ！失礼な！
またミスだ！
あぁ…もうイヤだ
自分は何もできないダメ人間だ…

# 女性の発達障害は、気づかれにくい⁉

女性は、発達障害の特性の現れ方が男性と違う場合も多く、大人になるまで気付かれない人もいます。しかし、成長とともに周囲との「ズレ」や「生きにくさ」を感じて一人で悩んでいる女性も多いようです。

## 特性が現れる時期は人や性別によって異なる

発達障害は、一般的に3歳前後から特性が現れてきますが、その特性は大人になっても変わることも治ることもありません。

しかし、個人や性別によって目立ちはじめる時期やタイプが違うことはあります。

例えばASD（アスペルガー症候群）には、大きく3つのタイプに分けることができます。

### 1 積極奇異型

子どもの時から知らない人にも平気で話しかけたり、相手が大人でもなれなれしく接したりする。

### 2 受身型

自分から積極的に接触を図ろうとしないが、誘われれば付き合うタイプ。女性に多いといわれています。

### 3 孤立型

他人と話したり関わったりすることに苦痛を感じて一人でいることを好む。

一般的に子どもの時は1のタイプが多く、思春期から大人になるにつれて2や3のタイプに性格が変化していくケースがあります。女性の場合は、小学校中学年ぐらいから2や3のタイプに性格が変化していくケースが多いといわれています。特に女性の場合は、子どもの時から特性による問題行動が少ないこともあり、周囲からなかなか気づいてもらえず、「生きづらさ」を感じている場合が多いのです。

## 特性の一部分だけが目立ち、変わった子と思われる

また女性の場合、特性の一部分だけが目立つことがありますが、それ以外の特性が目立たず「変わった子」と思われても発達障害と気づかれないこともあります。

男性の場合、例えばADHDなら子どもの時から「落ち着きがない」「忘れ物が極端に多い」「他の子の邪魔をする」といった特性が幅広く現

れる場合が多く、ＡＤＨＤだと気づかれやすいのです。

それに対して女性の場合は、「忘れ物が極端に多い」とか「おしゃべり」といったＡＤＨＤの部分的な特性が目立つことがあっても他の特性が目立たず、周囲からＡＤＨＤだと気づかれずに成長する場合もあります。しかし、思春期になるころには、ケアレスミスが多いことや同性の友人とのトラブルなど自分のせいだと悩んでいる場合も多いのです。

## 成長とともに生きづらさを感じる

自分の特性に気がつかない女性も成長するにしたがい、さまざまなトラブルが増えてくると、何となく「自分はどこか他の人とは違うようだ」、「生きづらい」などと感じてくるようです。その結果、人と関わることが恐くなり慢性的な体調不良や「うつ」状態になってしまうケースもあります。

最近は、発達障害という言葉が認知されてきたこともあり、「心当たり」のある女性が精神科などの門を叩く例も多いようです。30歳を過ぎてから発達障害と診断され、気がついたという人もいます。

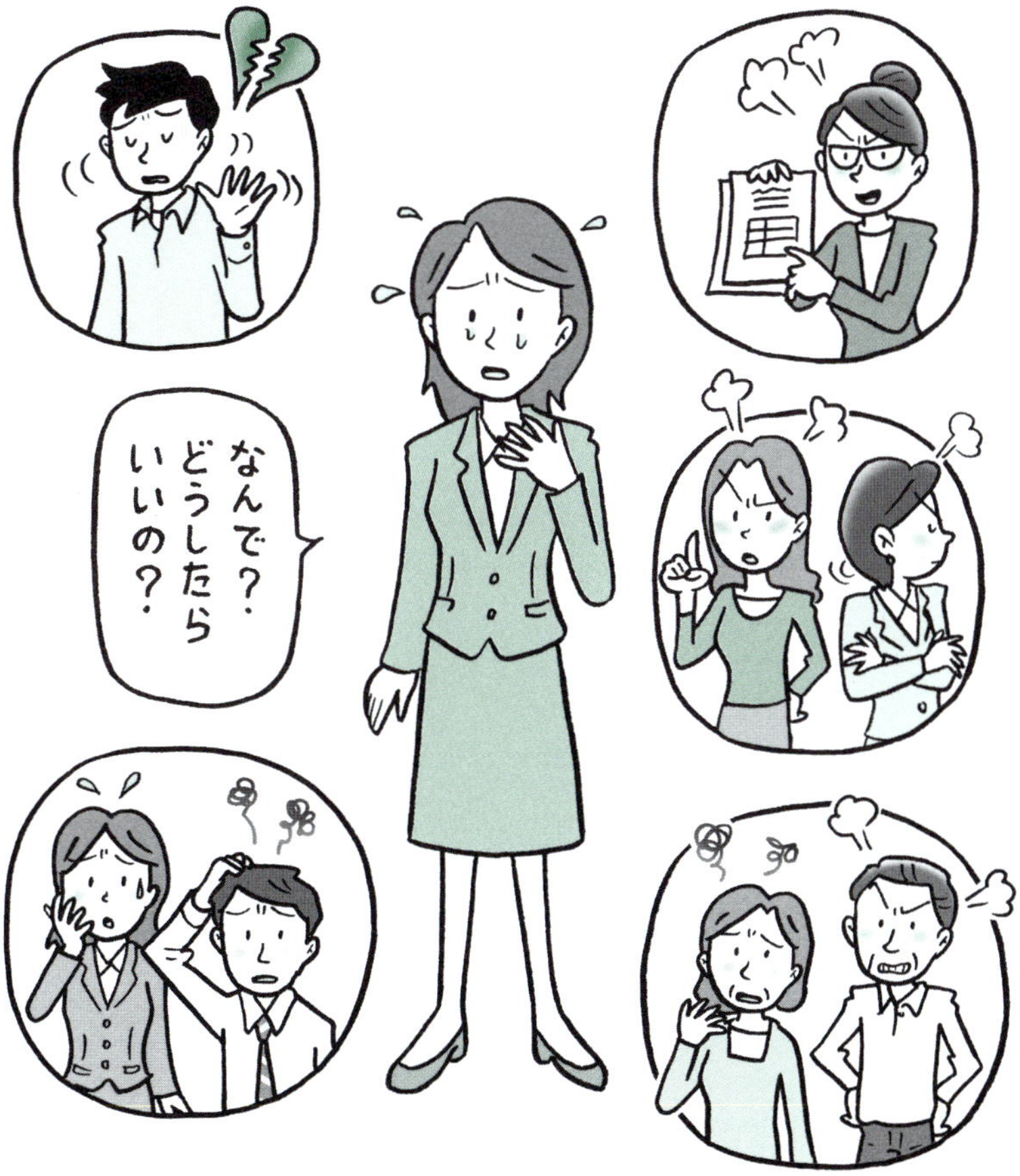

# トラブルの原因は、〝大人の常識〟が通じないこと!?

あいさつや言葉使い、仕事の約束事など社会に出れば言わなくてもわかるさまざまな常識＝ルールがあります。しかし、特性のある人は常識が理解しにくいためにトラブルになってしまうことが多いのです。

## 目に見えない常識＝ルールが理解しにくい

円滑な社会生活を送るためには、社会の常識＝ルールに従う必要があります。ルールは、社会だけではなく、もっと小さな枠組みである家庭や学校にもあります。家庭や学校では、それぞれ親や先生が細かくルールを説明してくれます。もし、ルールを破ったとしても、なぜダメなのか説明してくれたり、ほとんどのことは大目に見てくれます。しかし、社会に出れば、誰もルールを教えてくれません。普通の人（健常者）は、社会に出るまでの経験を基に自然に身につけていきます。

しかし、ＡＳＤの人は、目に見えない社会の常識＝ルールを自然に理解することが難しいのです。例えば会社の規則であれば、文字で書いています。しかし、職場内には会社の規則とは違う「暗黙の了解」というルールがあります。例えば、上司や年上の社員には敬語を使う。隣の人がいない場合、その人の電話が鳴っていれば電話を取って用件を聞く。

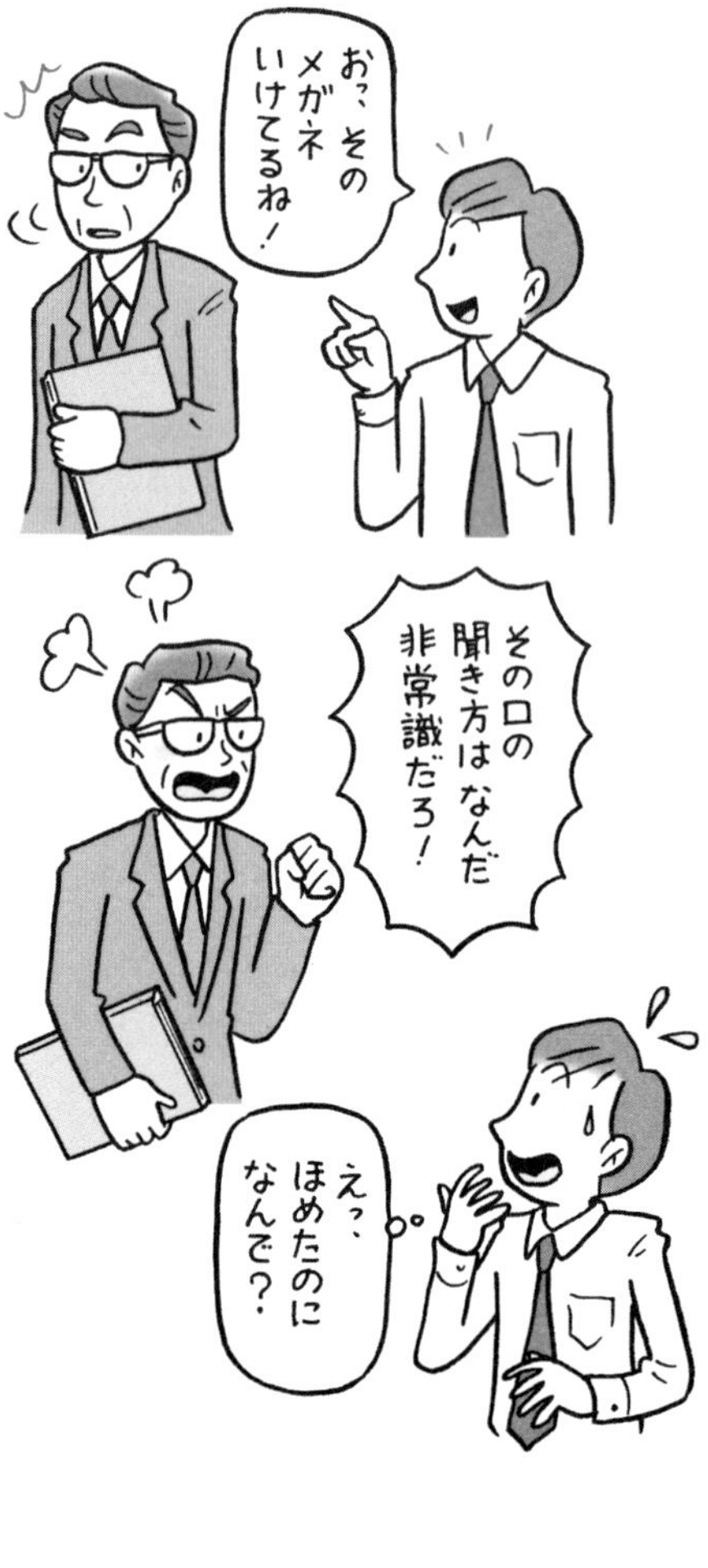

おっ、そのメガネいけてるね！
その口の聞き方はなんだ非常識だろ！
えっ、ほめたのになんで？

時には自分の用事よりも仕事を優先せざるを得ないこともあるでしょう。社会生活はマニュアル通りにいかないものです。ＡＳＤの人は、こうした状況に臨機応変に対応することが難しく、「ちょっとヘンな人」と見られたり周囲とトラブルになってしまうことがあります。

## 自分のルールを周囲に押し付ける

ＡＳＤの人は、自分が正しいと思ったら、周囲に関係なくその通りに行動していくという行動原理があります。他人にどう思われようと、本人は「正しい」と思っているわけですから、その行動をやめさせることはとても難しい場合があります。また、自分のルールを周囲に押し付けて迷惑がられてしまうこともあります。さらに、その行動を無理にやめさせようとすれば、パニックを起こしたり強い劣等感や疎外感を感じる場合もあります。

## 家庭や学校では大目に見られていたことが社会では許されない

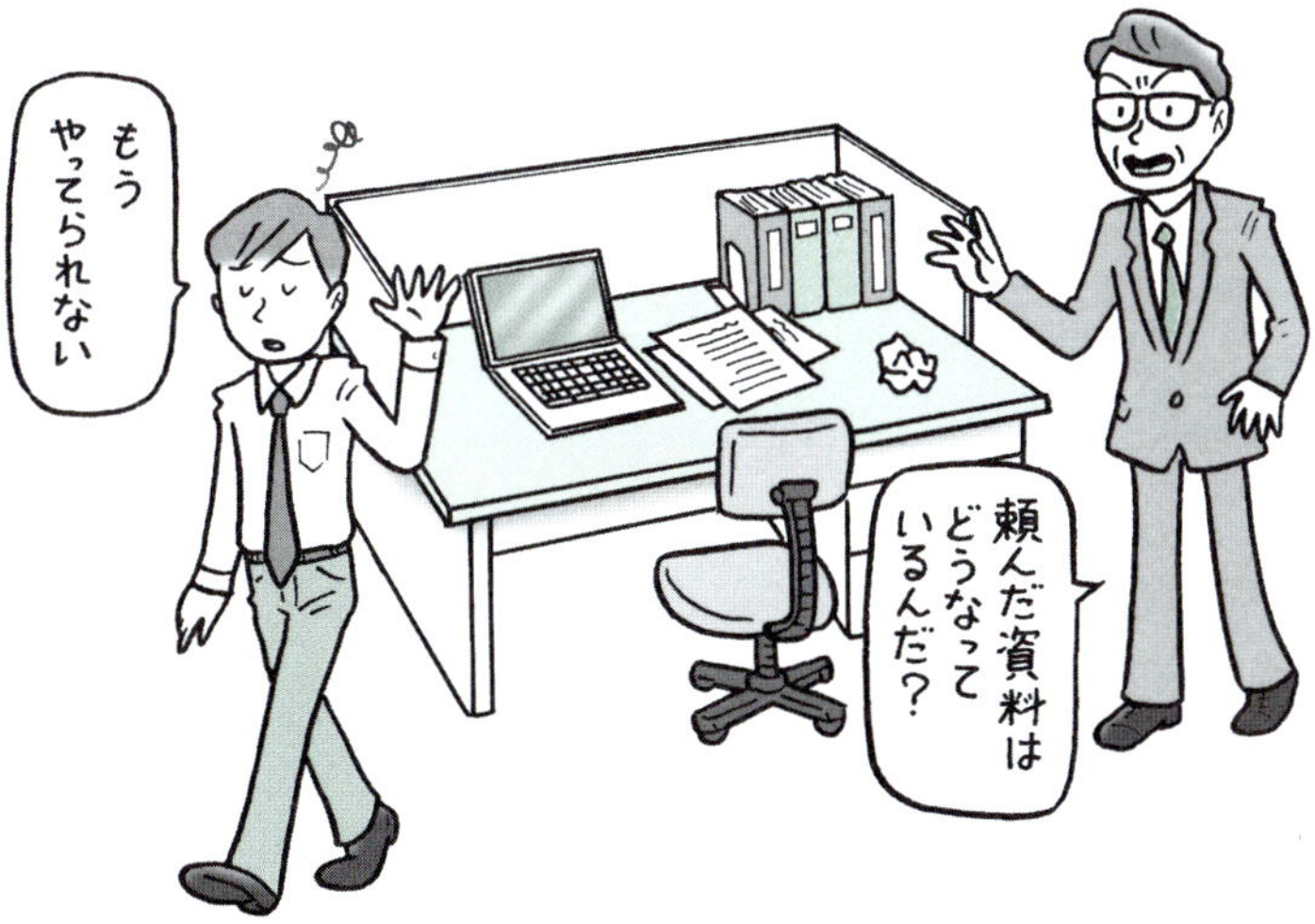
頼んだ資料はどうなっているんだ？
もうやってられない

ＡＤＨＤには、「不注意」「衝動性」「多動性」という特性があります。それぞれの特性の現れ方は人によって違いますが社会に出ると、さまざまなトラブルの原因となる場合があります。

例えば、「多動性」は落ち着きがなくじっとデスクに座っているような仕事には向きません。また、「衝動性」は思いつきで行動してしまい、最後まで仕事をできずに途中で投げ出してしまうこともあります。その他にも約束を守れない、デスク周りがいつも乱雑、突然怒り出して周囲から「アブない人」と敬遠されてしまう場合もあります。

家庭や学校ではある程度大目に見られていたことが、社会に出ると許されないことが多いのです。

このように特性のために起こるトラブルの多くは、社会の常識＝ルールを理解できないことが原因となる場合が非常に多いのです。

大人の発達障害

# 日常生活チェック❶ 空気が読めない

周囲に合わせたり、TPOに合わせて服を変えたりすることが苦手で
周囲から浮いてしまうこともあります。

- □ その場の雰囲気を読むことが苦手
- □ 自分は悪くないのに突然怒られたことがある
- □ 相手の表情の変化に気がつかないことがある
- □ 話の話題に合わせられない
- □ 常に自分の予定を優先する

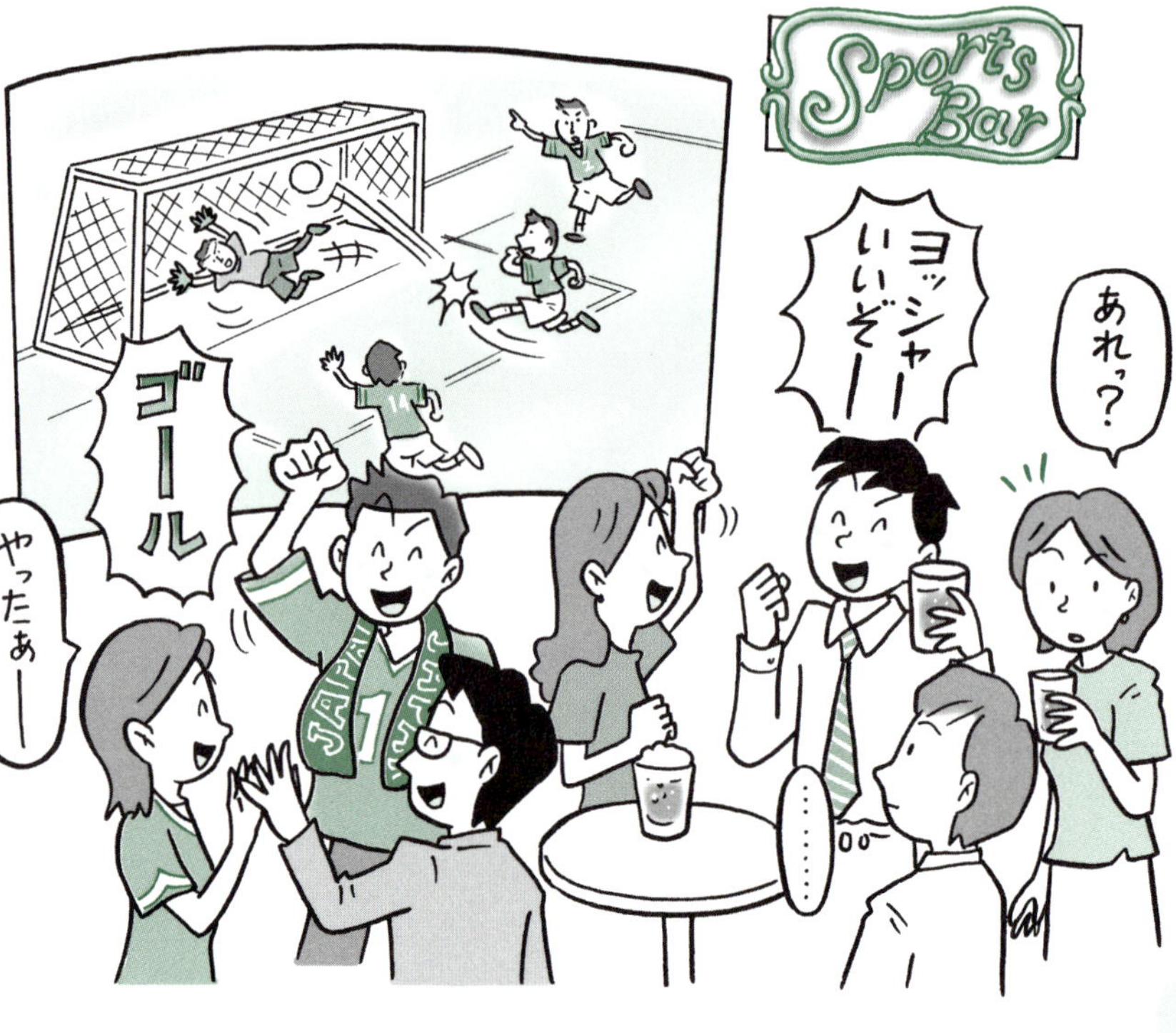

Sports Bar
ヨッシャー いいぞー
あれっ？
ゴール
やったぁー
……


- □ スポーツ観戦などで一緒に応援する意味がわからない
- □ 行き先によって洋服を変えることはない
- □ 人に合わせて行動できない
- □ 周囲の雰囲気を読むことが苦手
- □ テレビを見て泣いたことはない

★各項目のチェック数が
3つ以下＝特性が弱い
4〜7＝特性が目立つ
8〜9＝特性が非常に強い

大人の発達障害

日常生活チェック❷

# 会話が続かない

子どもの頃から友人たちとの会話がうまくいかず、
いつの間にか周りから孤立してしまうこともあります。

- □ 人の話を聞こうとしない
- □ 話し出したら、話が止まらない
- □ 相手の顔を見てしまうと、目や口が気になって話の内容がわからなくなってしまう
- □ 話の流れが理解できない

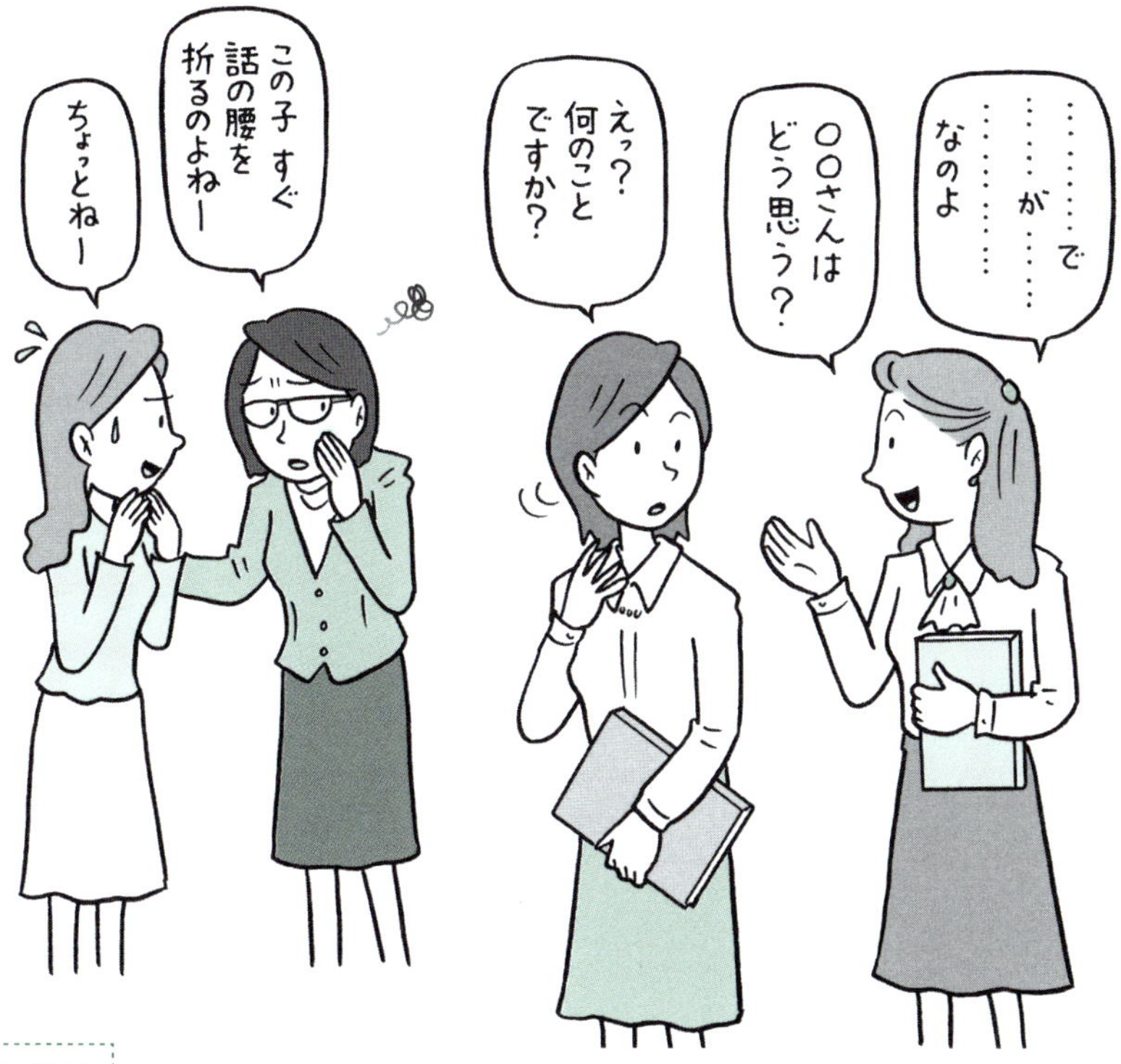
…………で……が…………なのよ
○○さんはどう思う？
えっ？何のことですか？
この子すぐ話の腰を折るのよねー
ちょっとねー

- □ 興味のない話に加われない
- □ 敬語や相手によって言葉を使い分けられない
- □ 話題が変わったことに気がつかない
- □「暗黙の了解」がわからない
- □ すぐに仕切りたがる
- □ 話したいことが整理できずに唐突な話をしてしまう

大人の発達障害

# 日常生活チェック❸
# 約束が守れない

悪気はないのに、内緒話を人に話してしまったり約束を忘れて相手を怒らせてしまうことがあります。

□「ココだけの話」と言われても困る

□ 約束の時間に遅刻してしまうことがよくある

□ 1日の予定を消化できないことがよくある

□ 何事も取りかかるのが遅いと言われる

□ 段取りが苦手

□ よく約束を忘れる

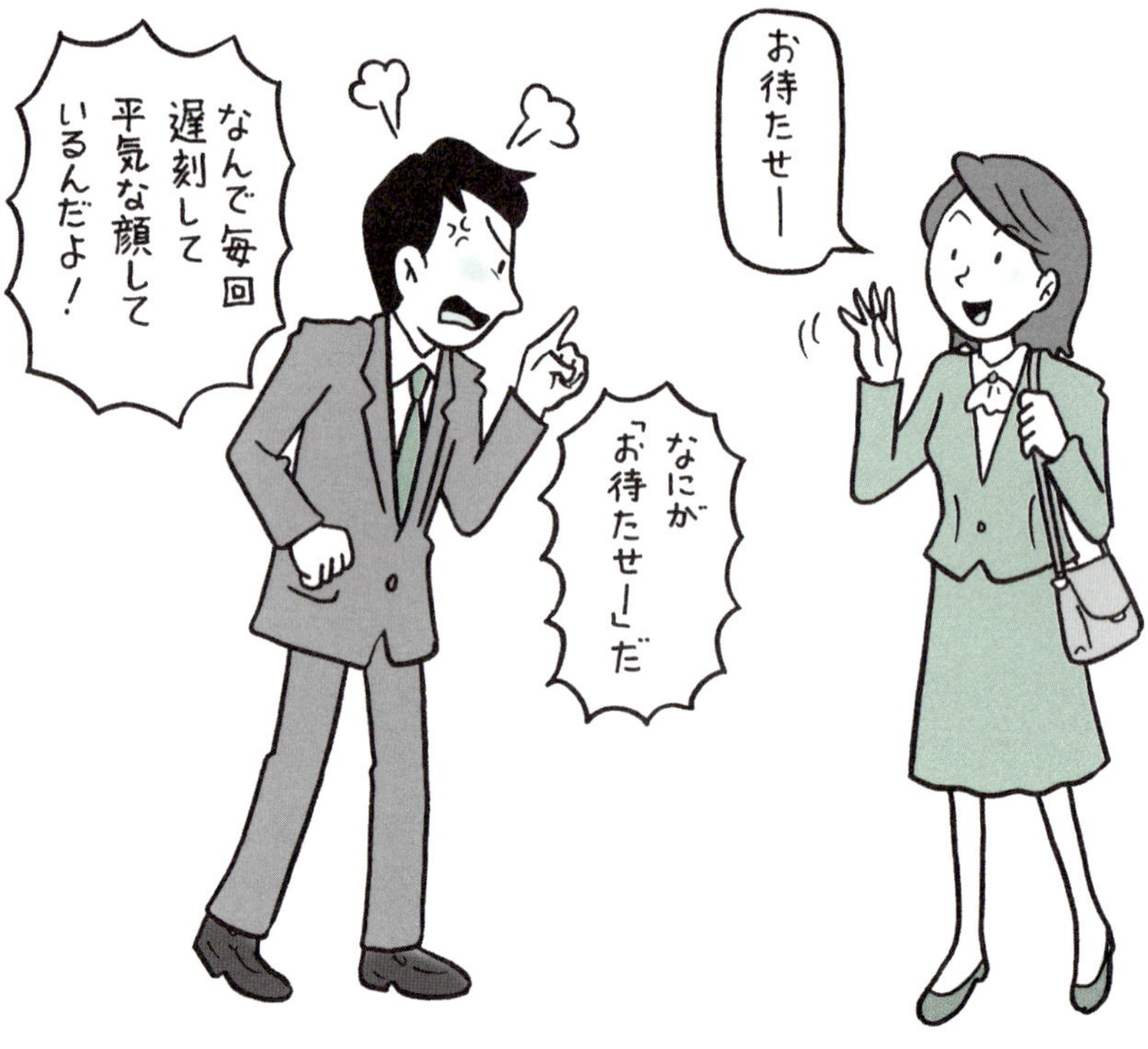

お待たせー
なんで毎回遅刻して平気な顔しているんだよ！
なにが「お待たせー」だ


□ 時間にルーズと言われる

□ 電車やバスが時間通りに来ないので自宅に戻ってしまったことがある

□ 内緒話ができないと言われた

□「余計なひと言」が多いと言われる

大人の発達障害

# 日常生活チェック❹ パニックを起こしやすい

突然大声を出したり、自分のルール通りにいかないと
我慢ができなくなってしまうことがあります。

- □ ちょっとしたことでも驚く
- □ 白黒をはっきりつけないと気が済まない
- □ 他人の失敗を許せない
- □ ルールはしっかり守る方だ
- □ 過去の嫌なことをよく思い出す

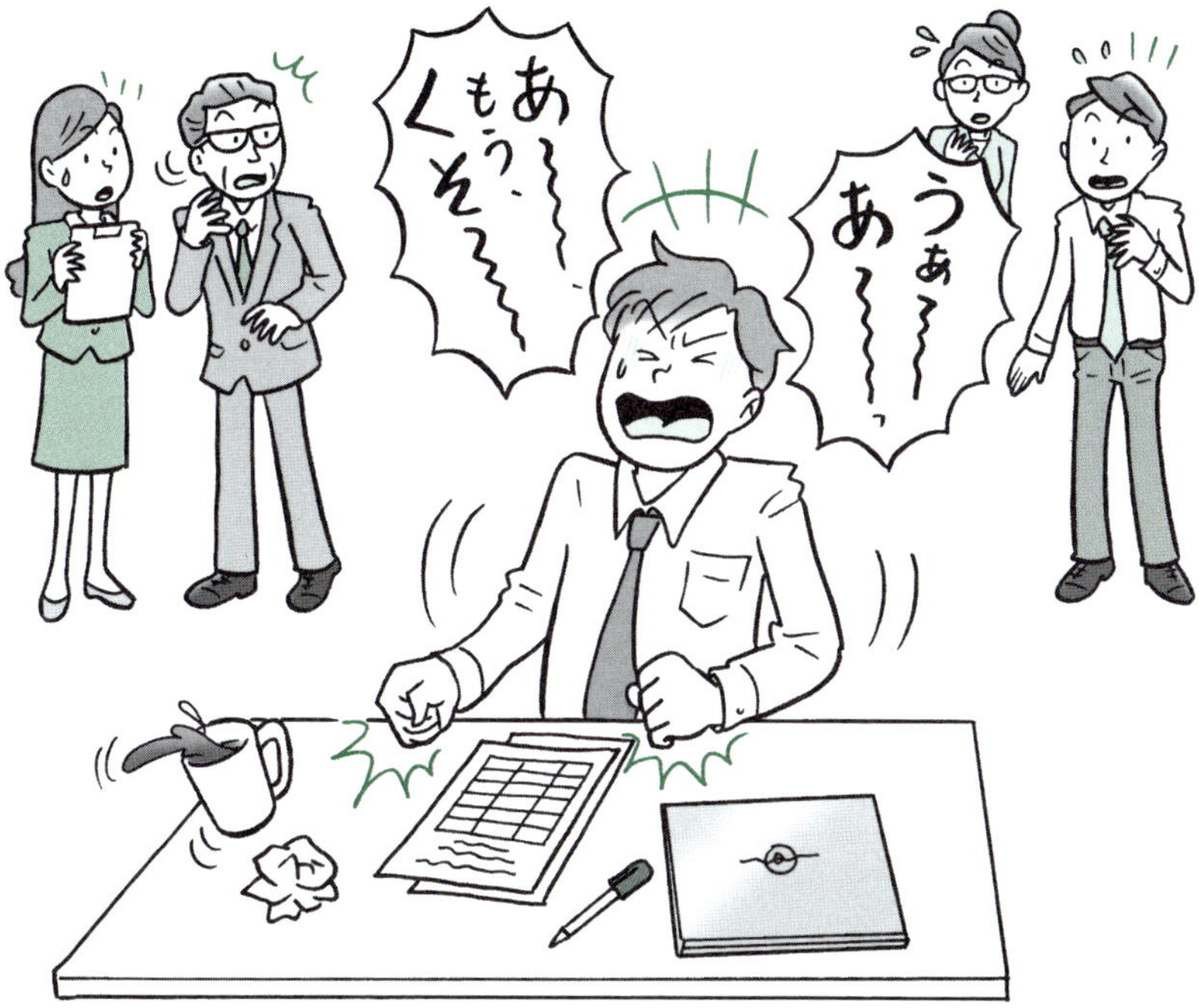


- □ いつも自分の評価が低いと感じている
- □ 大声や奇声をあげることがある
- □ 自分の感情を抑えられないことがある
- □ 大声で話されるのが苦手
- □ 音や照明に敏感だ

大人の発達障害

# 日常生活チェック❺
# 次にやることがわからない

与えられた仕事や勉強はしっかりできるのに、
自分のことが終わるとさっさと帰ってしまうことがあります。

- □ 好きなことは何時間でもできる
- □ 怠けていないのに、いつも怒られてしまう
- □ 協調性がないとよく言われる
- □ ものごとがスケジュール通りに進むと安心する
- □ 人のことにあまり関心がない
- □ 運動が苦手

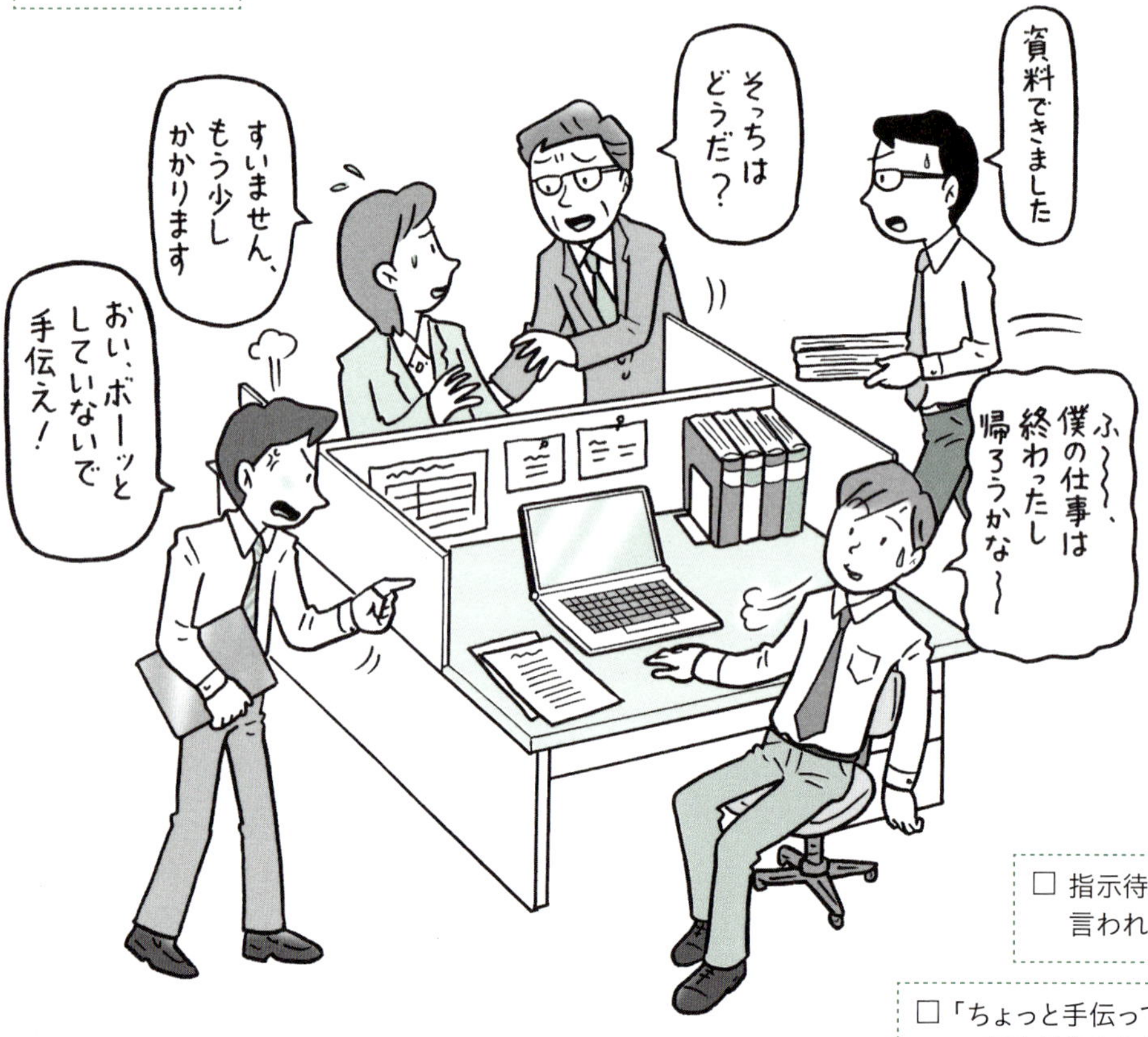

資料できました
そっちはどうだ？
すいません、もう少しかかります
おい、ボーッとしていないで手伝え！
ふ〜〜、僕の仕事は終わったし帰ろうかな〜


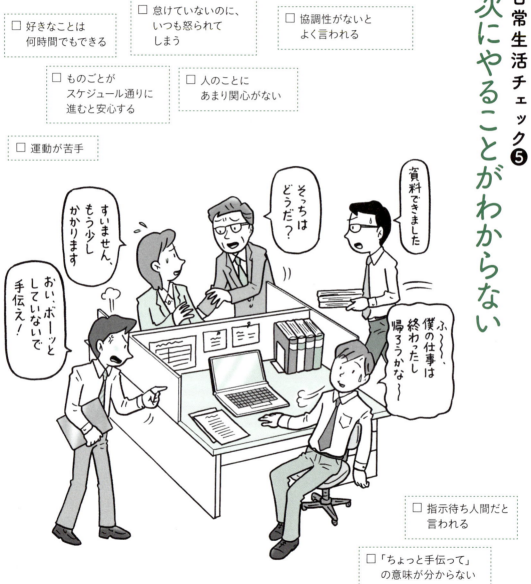

- □ 指示待ち人間だと言われる
- □「ちょっと手伝って」の意味が分からない
- □ 苦手なことは絶対にやりたくない
- □「自分で考えろ」と言われても困る

大人の発達障害

# 日常生活チェック❻
# 同じ過ちを何度もくり返す

朝早く起きようと思っても毎朝寝坊してしまったり、
同じようなうっかりミスを何度も繰り返してしまうことがあります。

- □ 何度も同じミスをしてしまう
- □ 遅刻が多い
- □ 字が汚いと何度も書き直しをされた
- □ 電話を聞きながらメモが取れない
- □ 反抗的だと言われてしまう

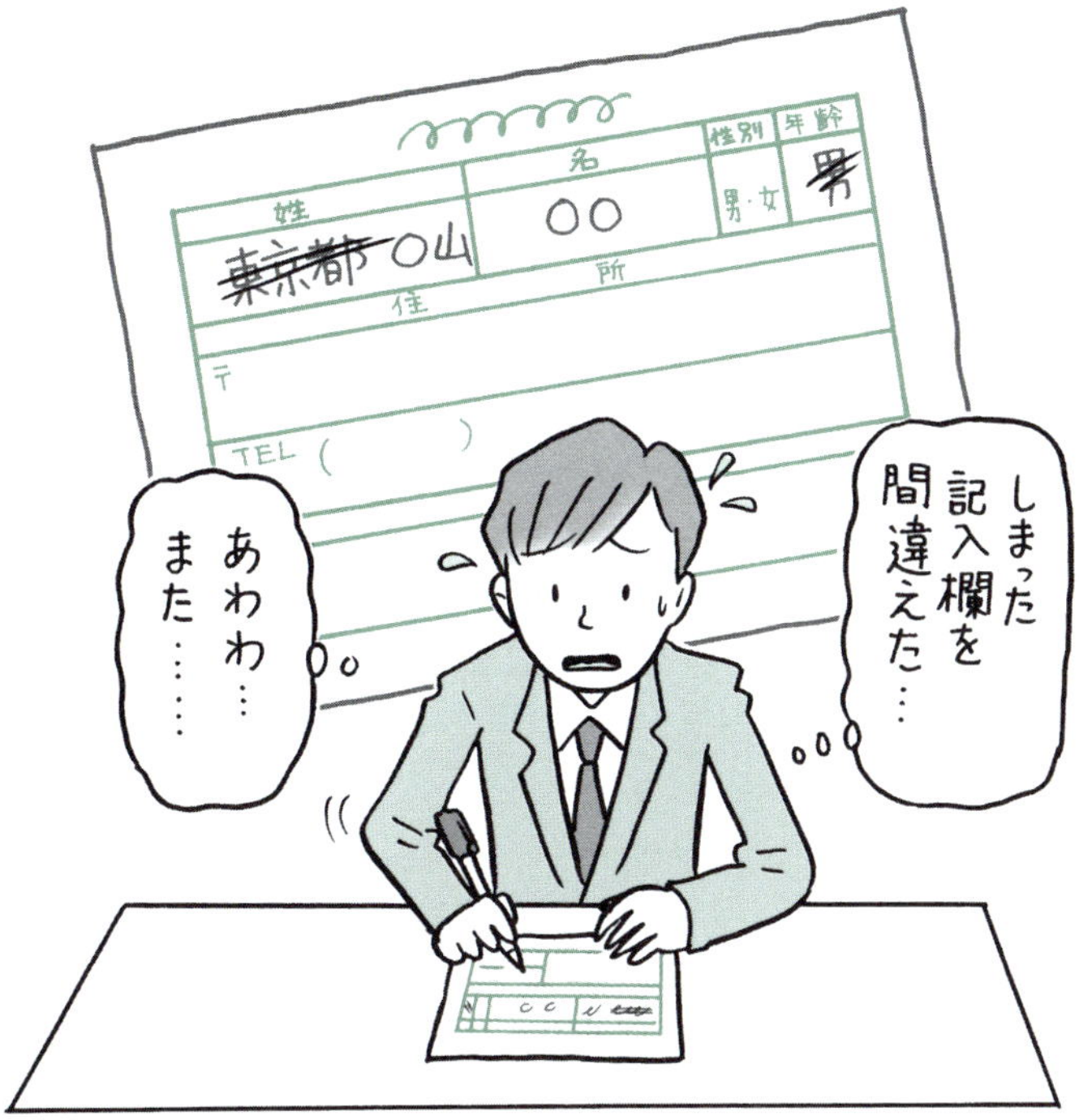


- □ 不眠症になりやすい
- □ 物忘れが多い
- □ 毎朝起きられない
- □ 集中力がない、と言われる
- □ 不潔っぽいと注意された

大人の発達障害

思春期から成人期にかけて「自分はどこか人と違う」と感じることがあります。
人間関係で悩んだり、仕事が長続きしなくて体調不良をくり返すこともあります。

# 日常生活チェック❼ 体調不良をくり返す

- □ 周りが自分の悪口ばかり言っているように感じる
- □ 落ち込むと考えすぎて眠れなくなることが多い
- □ 気温や天候によっても体調が変わる
- □ バイト先や仕事でもいじめられて、何度も職場を変えたことがある
- □ 自分はダメな人間だと思うことがよくある
- □ 何もする気が起こらない日が何日も続く
- □ 思春期ごろから体調不良をくり返すようになった
- □ 家族も自分を理解していないように感じる
- □ 何日も部屋から外に出ないことがある

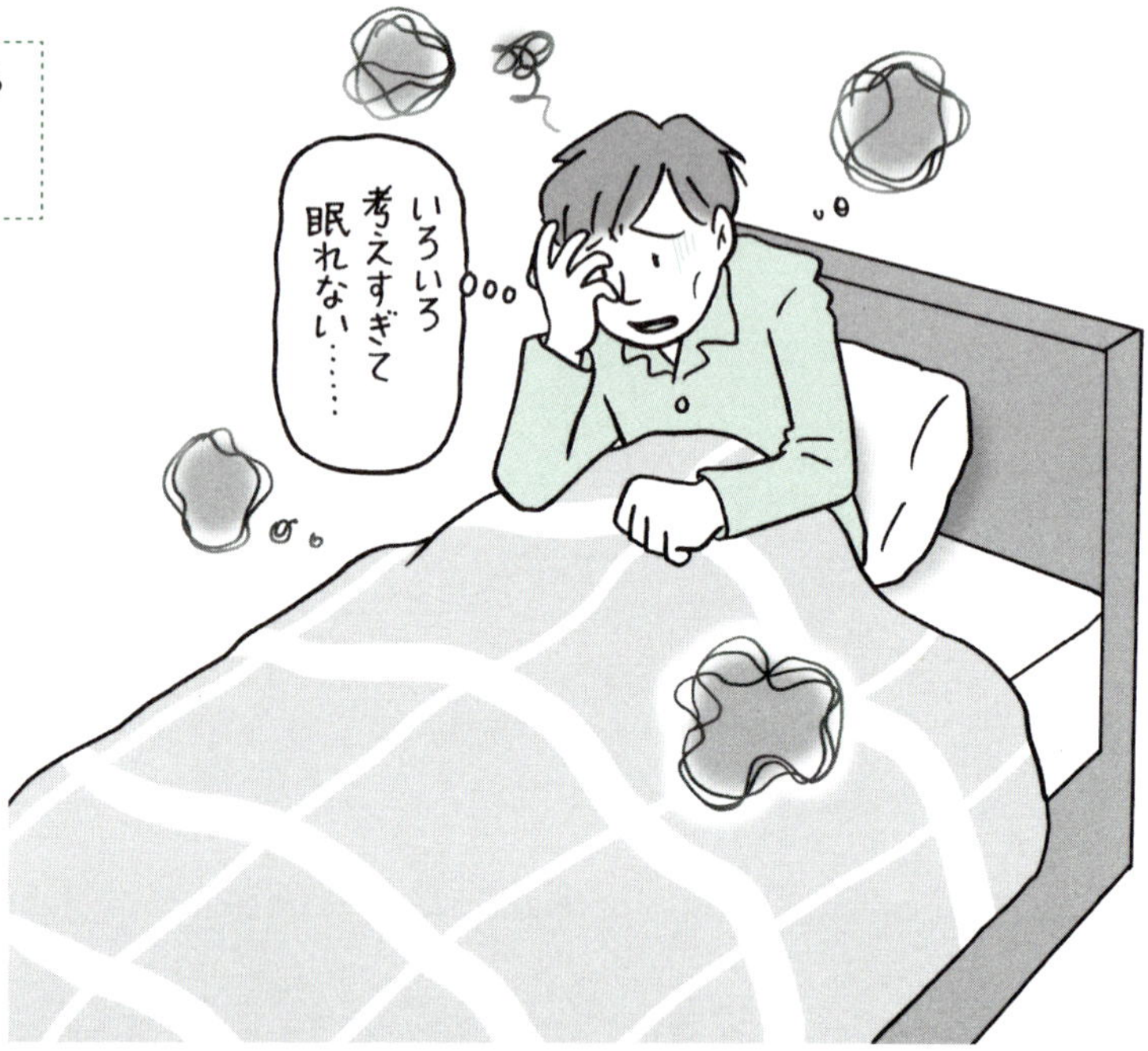

大人の発達障害

友だちと恋人の境界が理解できない場合があります。すぐに異性の言葉を信じて好意を持ったり、他の異性と話しただけで嫌われたと思ったりしてしまいます。

日常生活チェック❽

# 異性との接し方がわからない、恋人ができない

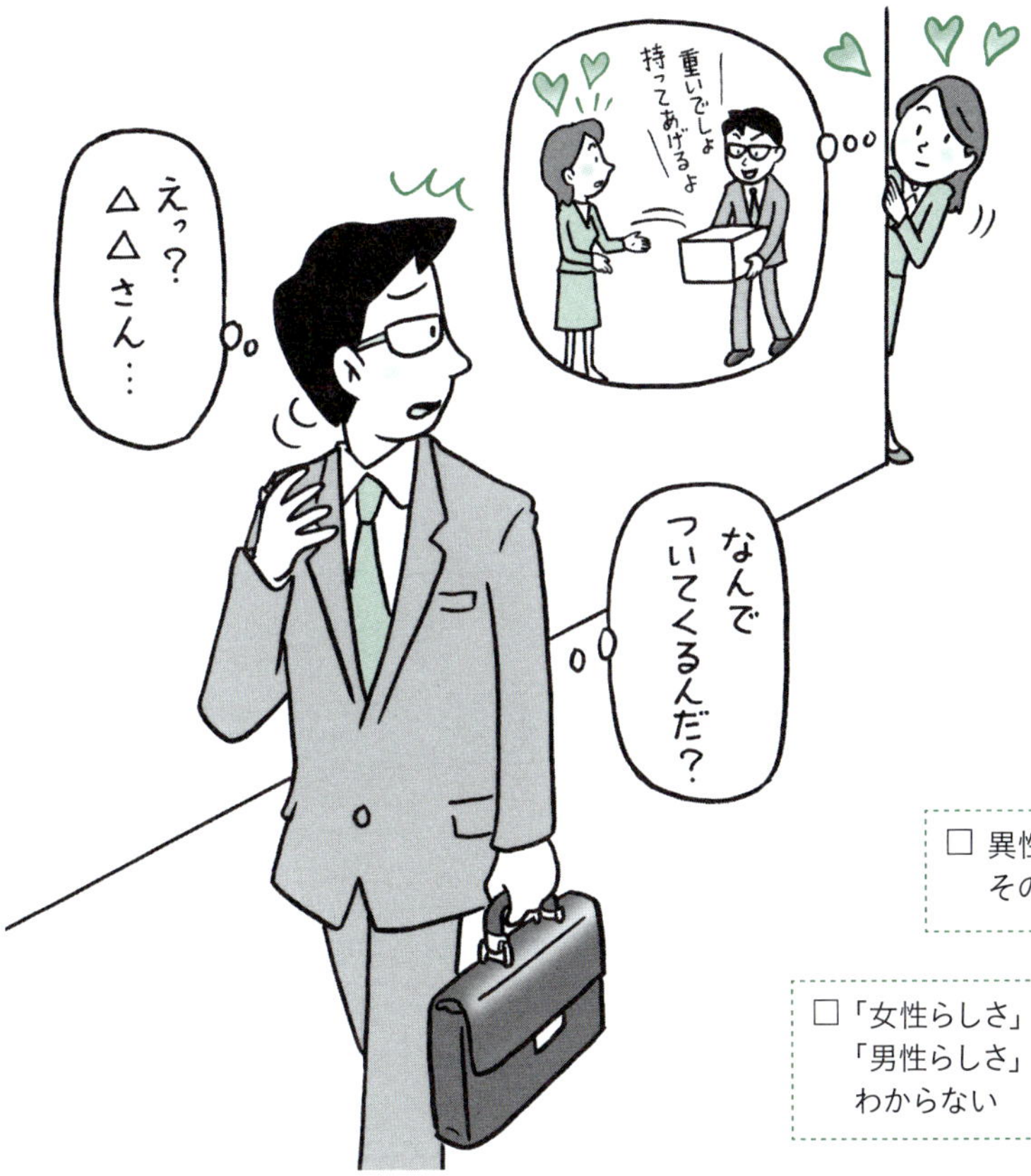
えっ？△△さん…
重いでしょ持ってあげるよ
なんでついてくるんだ？

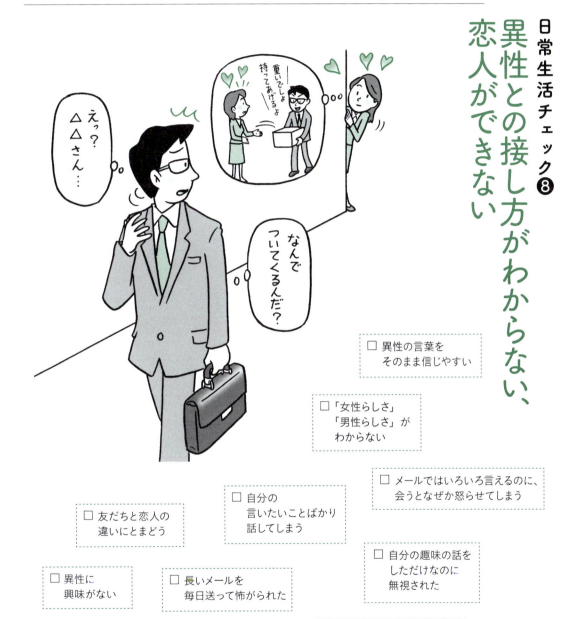

- □ 異性の言葉をそのまま信じやすい
- □「女性らしさ」「男性らしさ」がわからない
- □ メールではいろいろ言えるのに、会うとなぜか怒らせてしまう
- □ 友だちと恋人の違いにとまどう
- □ 自分の言いたいことばかり話してしまう
- □ 自分の趣味の話をしただけなのに無視された
- □ 異性に興味がない
- □ 長いメールを毎日送って怖がられた
- □ 突然、性的な話をして相手を困惑させてしまった
- □ 声を掛けられるとうれしくて、複数の異性と付き合った

大人の
発達障害

## 日常生活チェック❾

# 金銭トラブルに巻き込まれやすい

ASD や ADHD の特性のために、
学校や職場などで金銭トラブルに巻き込まれてしまうケースもあります。

- □ 買い物に行くと進められるままに買ってしまう
- □「お金を貸して」と言われると断れない
- □ アンケートなどの勧誘をされると断れない
- □「内緒にして」と言われ、返金されなくともずっと黙っていた
- □ 買い物に行っても自分で決められない

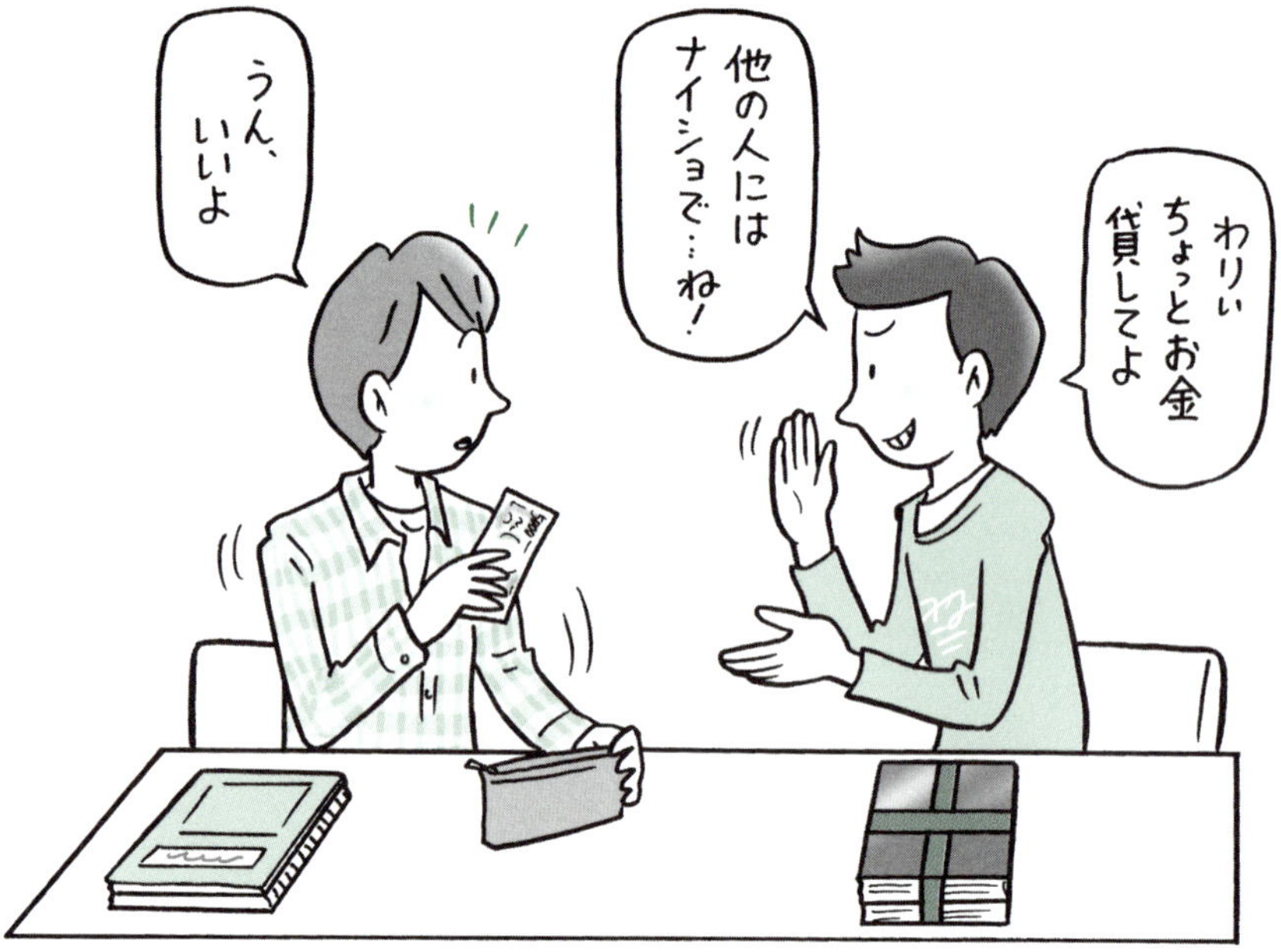
わりぃ ちょっとお金 貸してよ
他の人には ナイショで…ね!
うん、いいよ

- □ 友だちが怒るから「お金を返して」と言えない
- □ 同じものをいくつも買ってしまう
- □ 誘いを断って仲間はずれになりたくない
- □ 契約書を読むのが面倒だ
- □ よく考えずに衝動買いをしてしまう

大人の発達障害

# 日常生活チェック⑩ 片付けられない

ASD や ADHD の特性のために片付けや掃除が苦手で、いつも部屋の中が汚れてしまいます。本人が片付けることの意味がわかっていない場合もあります。

- □ 片付ける意味がわからない
- □ デスクの上がいつも汚れている
- □ カバンの中がグチャグチャになってしまう
- □ 掃除が苦手
- □ いつも部屋の中が汚れている
- □ 共同作業で自分のすることがわからない
- □ 掃除や整理など、どこから手をつけていいのかわからない
- □ 爪や髪など身だしなみを気にしない
- □ 服を何日も着替えないことがある
- □ 自分なりの整理の仕方にこだわる

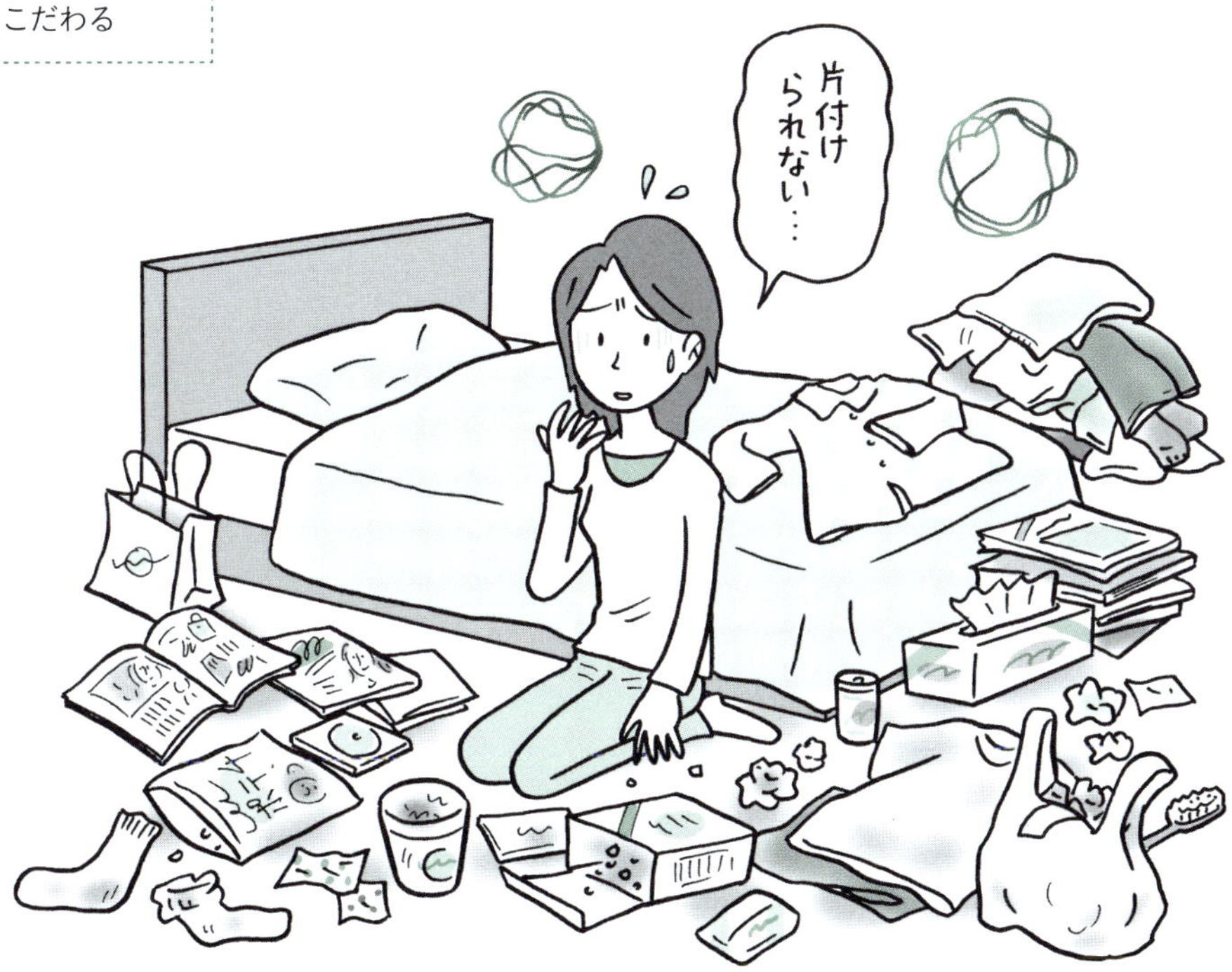

基本的な特性

# ASD＝自閉症スペクトラム障害（自閉症／アスペルガー症候群）

ASD＝自閉症スペクトラム障害は、「社会的なやり取りの障害」「コミュニケーションの障害」「こだわり行動」という3つの特性（三つ組みの特性）を持っています。3つの特性があり知的な遅れや言葉の遅れのないASDは、アスペルガー症候群と呼ばれる場合があります。

## ASDの基本的な3つの特性

### 1 人との関わり方が苦手（社会的なやり取りの障害）

- 人と目を合わせない
- 名前を呼ばれても反応しない
- 相手や状況に合わせた行動が苦手
- 自己主張が強く一方的な行動が目立つ

### 2 コミュニケーションの障害（コミュニケーションがうまくとれない）

- 言葉のおくれ
- 言われた言葉をそのまま繰り返す（オウム返し）
- 相手の表情から気持ちを読み取れない
- たとえ話を理解することが苦手

### 3 想像力が乏しい・こだわりがある（こだわり行動）

- 言われたことを表面的に受け取りやすい
- 自分だけのルールにこだわる
- 決まった順序や道順にこだわる
- 急に予定が変わるとパニックをおこす

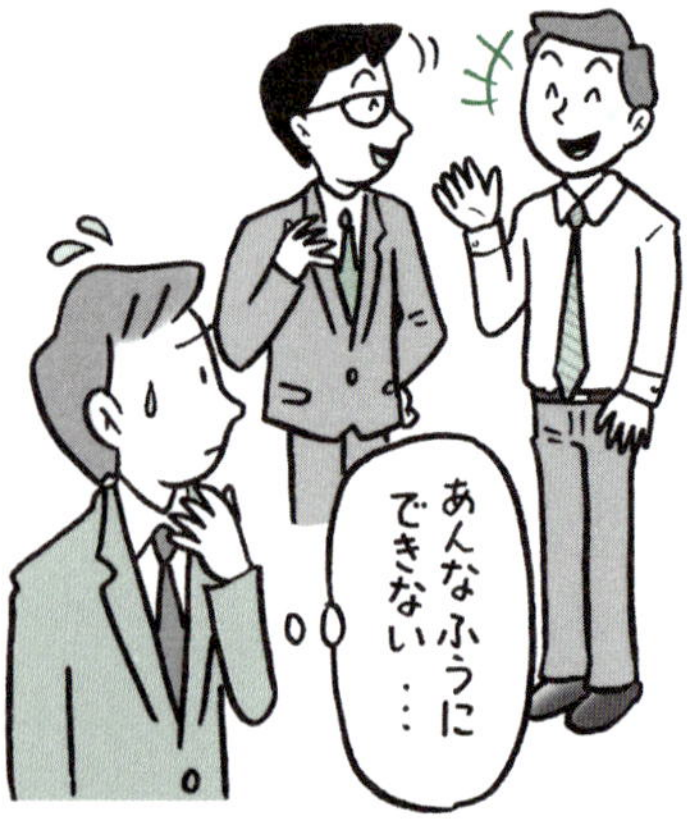

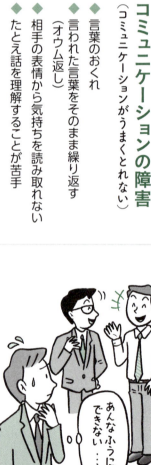

## ASD（自閉症／アスペルガー症候群）の基本的な特性

ASDは、コミュニケーション能力や社会的な関係を作る能力、そしてものごとの応用力に偏り（こだわり）があります。得意な科目や好きなことに対しては集中して取り組めるので、得意科目の成績が良く優秀な学生と思われている人もいます。

しかし、社会に出ると周囲の環境にうまく適応できずに悩んだり劣等感を抱えてしまう場合もあります。

女性の場合は、幼少期には特性があまり目立たず、思春期前後になると空気が読めず周囲になじめなかったり孤立してしまうことがあります。

また、言葉のウラを読めずに素直で相手の言うままに行動して問題になってしまうこともあります。ASDの人は、大人になっても「できること」と「できないこと」がはっきりしている場合もあります。

### ❶マイペースな対人行動

- 相手の気持ち・状況を考えない
  マイペースな言動が目立つ
- 人見知りしない
- よく話すが、自分の言いたいことだけを中心に話す
- 思いついたことをそのまますぐに口に出してしまう
- 友だちと話していても、飽きたり他に興味が移ると、
  途中でも平気で抜けてしまう
- 周囲からは、自分勝手でわがままと
  思われることが多い

### ❷早くて達者な言葉の発達

- 言葉の遅れがなく、むしろ早いことも多い
- 難しい言葉や漢字表現、英語表現を好む
- 年齢の割に大人びた言い方、
  ていねいな言い方をする
- 表情の表出は普通に可能なことが多い
- プロソディ表出の障害はないか軽い＊1
- 反響言語は少ない＊2
- 冗談・比喩はわかることが多いが、
  皮肉の理解は困難
- 言葉を表面的に受け取りやすく、
  言外の意味を理解しにくい
- 代名詞の理解が困難なことがある

### ❸融通がきかない行動

- 同じ服を着続ける
- 気になったことを繰り返し言ったり、
  聞いてきたりする
- 決まりきった言動が多い
- 自分の決めたルールにこだわる
- 自分のルールを他人に押し付けることがある

### ❹その他

- ADHDと同様の行動特徴（多動、注意力障害など）を
  示すことが多い
- 手先が不器用なことが多い
- 被害者的な言動が多い
- 文字が乱雑なことがある
- 教えていない文字が早く読めるように
  なることがある。

＊1　プロソディ＝イントネーションやリズムのこと
＊2　反響言語＝言われたり聞いたりしたことをそのまま使うこと（オウム返し）

基本的な特性

# ADHD（注意欠如／多動・衝動性障害）

ADHDは、「不注意」「多動性」「衝動的」という3つの基本的な特性を持つ発達障害です。ADHDは、LDやASDなどの他の発達障害と併存している場合もあります。また、女性の場合は男性とは特性の現れ方が違うこともあります。

## ◆ADHDの3つの基本的な特性とは

ADHDは、英語で「attention（注意）-deficit（欠陥）hyperactivity（多動性）disorder（障害）」と言い、不注意、落ち着きがない（多動性）、よく考えずに行動する（衝動性）という3つの特性を持っています。アメリカ精神医学会が定めた診断基準（DSM）では「知能発達に大きな遅れはなく、環境によるものが原因ではないにもかかわらず、多動、衝動性があり、注意が集中できない状態」を指します。

3つの特性を子どもの場合に限って、説明してみましょう。子どもの頃を思い出してみてください。

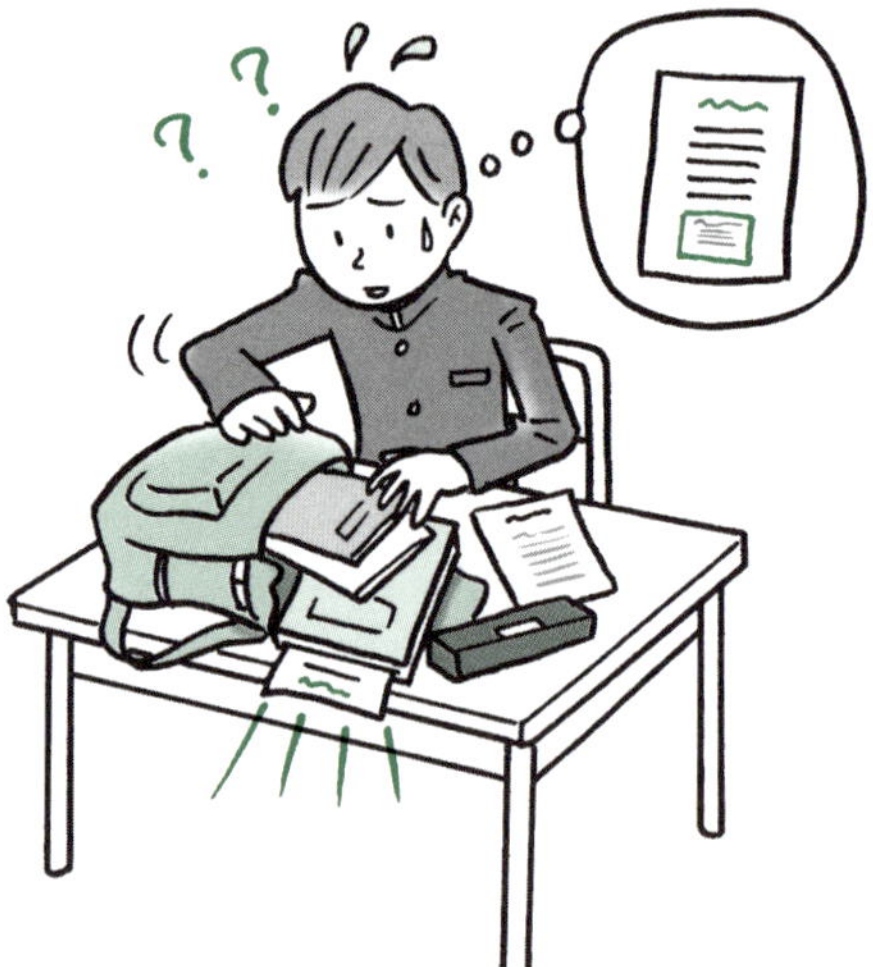

### 【不注意】

◆集中力がない
◆モノをよくなくす
◆細かいことに気が付かない
◆忘れ物が多い
◆特定のことに注意を留めておくことが困難で、課題に取り組んでもすぐに飽きてしまう。

### 【多動性】

◆じっとしていられない
◆授業中でも席を立ってウロウロする

◆静かに遊んだり、読書をしたりすることが苦手
◆手や足をいつもいじっている
◆授業中でも物音をたてたりする

## 【衝動性】

◆順番を待てない
◆列に割り込む
◆授業中でも自分勝手に話し出す
◆他の生徒に干渉する

ADHDの子どもはこうした特性の他に、他の障害を併せ持つ場合も多くあります。たとえば、LDを持っている子は6割、不安障害や気分障害を持っている子は2〜7割となっています。また、自分の興味のあることに対しては、驚くほど集中することができます。ADHDは頭の中が自分の興味のあることでいっぱいになっていて、その他のものが入ってこないともいえるのです。

## ADHDの特性は、小学校入学前に現れる場合が多い

ADHDの子どもの特性は4歳以前、遅くとも7歳以前に現れてくることが多く、12歳ごろに気づかれることもあります。一方、多動があまり目立たず、注意が集中できないことを主に訴える注意欠如障害（ADD=attention-deficit disorder）の子どもは、問題行動がそれほど目立たないこともあって、青年期まで、もしくは青年期以降もきちんとした診断がされないことがあります。

実はADHDという診断名が用いられるまでには、いろいろと変遷がありました。初めて本で紹介されたのは1845年にドイツの医師、ハインリッヒ・ホフマンが自分の子どものために作った絵本『もじゃもじゃぺーター』でした。1940年ごろには、軽い脳炎後や頭部外傷を受けた子どもたちが、あとになって極端によく動き、過度に不注意で、衝動的になることがあることから、ADHDは脳になんらかの微細な損傷が起きたために症状が現れてきたのだと考えられ、微細脳損傷症候群と呼ばれたり、一過性の脳の機能不全と考えられて微細脳機能不全とも呼ばれたりしていました。また、症状そのものを表す診断名として小児期多動反応、過活動児童症候群などとも呼ばれていたのです。その後、DSM（⬇P9参照）などが診断に使われるようになり、「多動が中心の症状ではなく、注意を集中あるいは持続することが困難（不注意）なために、多動、衝動的になる」と考えられ、ADHDという診断名が用いられるようになっています。ADHDは、男性より女性に多い発達障害ともいわれていますが、その理由はまだわかっていません。

## 基本的な特性

# LD（学習障害）

LDとは、英語のLearning Disorderの略で日本では学習障害と訳されます。医療的な意味の障害ではありません。脳の認知機能＝「読む」「聞く」「話す」「書く」「計算する」「推論する」といった6つの機能のいずれかに不具合が生じたシステムの問題と捉えられています。

### ◆LDの基本的な特性は、6つの能力の問題

ＬＤの基本的な特性は、知能全般は正常であっても「聞く」、「話す」、「読む」、「書く」、「計算する」、「推論する」といった6つの能力の1つ以上の修得や使用に障害がある状態を指します。ＬＤの特性は、同じように現れるのではなく一人ひとり異なります。また、ＡＤＨＤなど他の発達障害と併存している場合もあります。

#### 「聞く」ことの障害

- 会話が理解できない
- 文章の聞き取りができない
- 書き取りが苦手
- 単語や言葉の聞き誤りが多い
- 長い話を理解するのが苦手
- 長い話に集中できない
- 言葉の復唱ができない

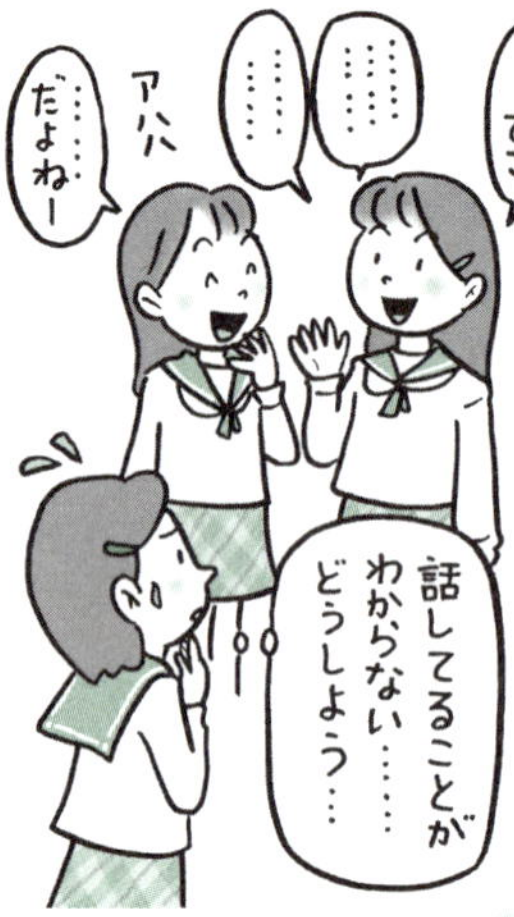
……でさ
アハハ
……だよねー
話してることがわからない……どうしよう……

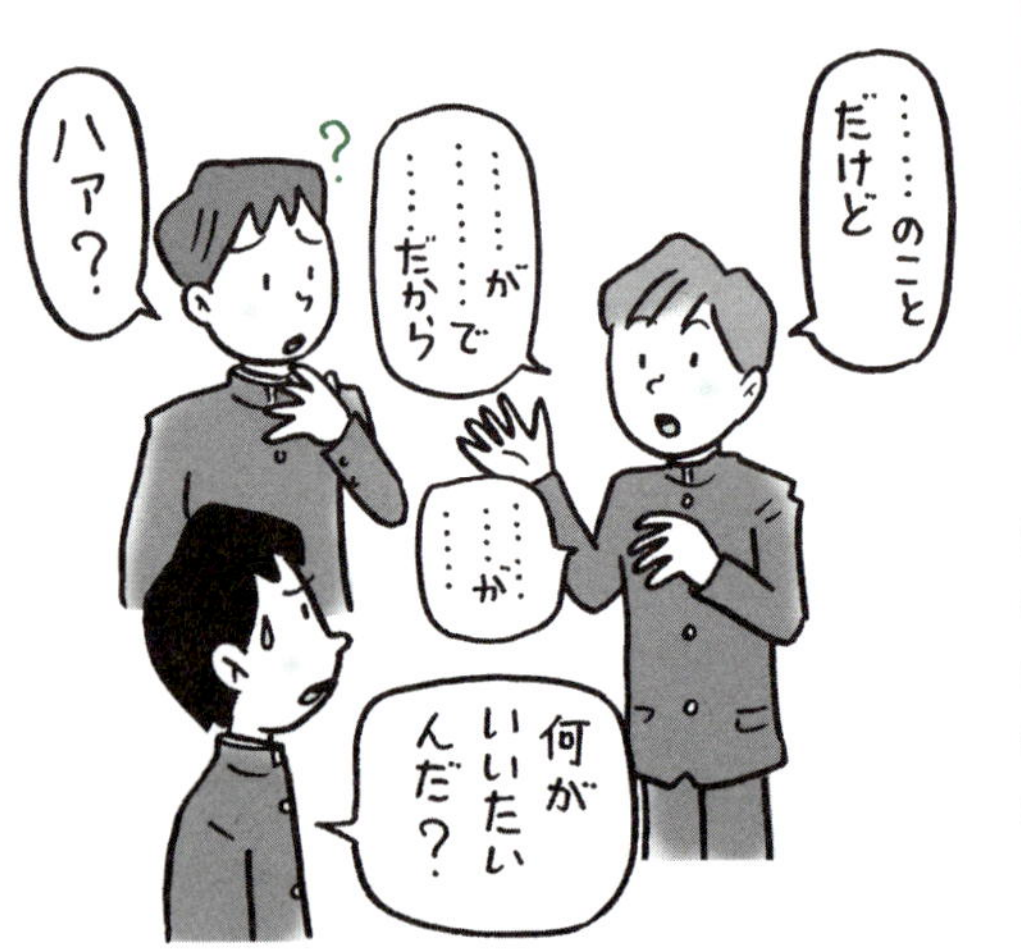
……のことだけど
……が……で……だから
ハア？
……か
何がいいたいんだ？

#### 「話す」ことの障害

- 筋道を立てて話すことが苦手
- 文章として話すことが苦手
- 会話に余分なことが入ってしまう
- 同じ内容を違う言い回しで話せない
- 話が回りくどく、結論までいかない

## 「読む」ことの障害

- 文字を発音できない
- 間違った発音をする
- 促音（小さな「つ」）や拗音（小さな「や」「ゆ」「よ」）を発音できない
- 単語を読み誤る（例えば「つくえ」を「つえく」と　読んでしまうなど
- 文字や単語を抜かして読む
- 読むのが遅い
- 文章の音読はできるが、意味が理解できない

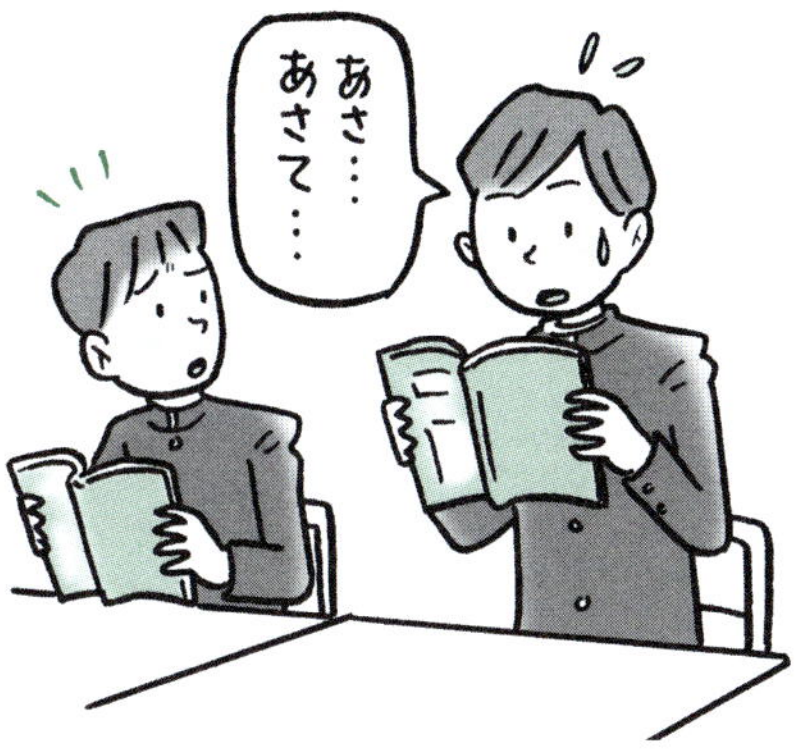


## 「書く」ことの障害

- 文字が書けない
- 誤った文字を書く
- 漢字の部首（へんとつくり）を間違う
- 単語が書けない、誤った文字が混じる
- 単純な文章しか書けない
- 文法的な誤りが多い（「てにをは」の誤りなど）

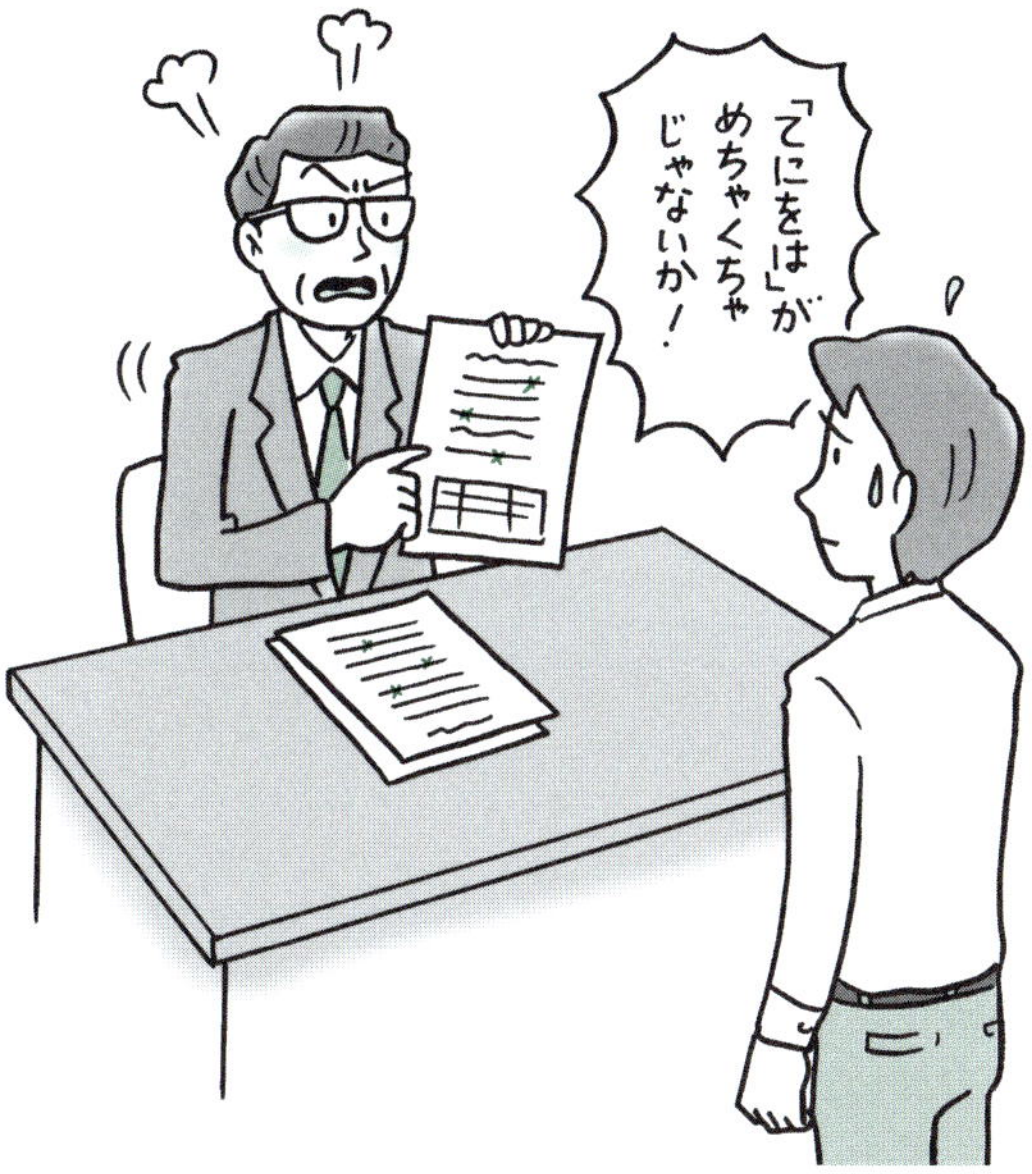


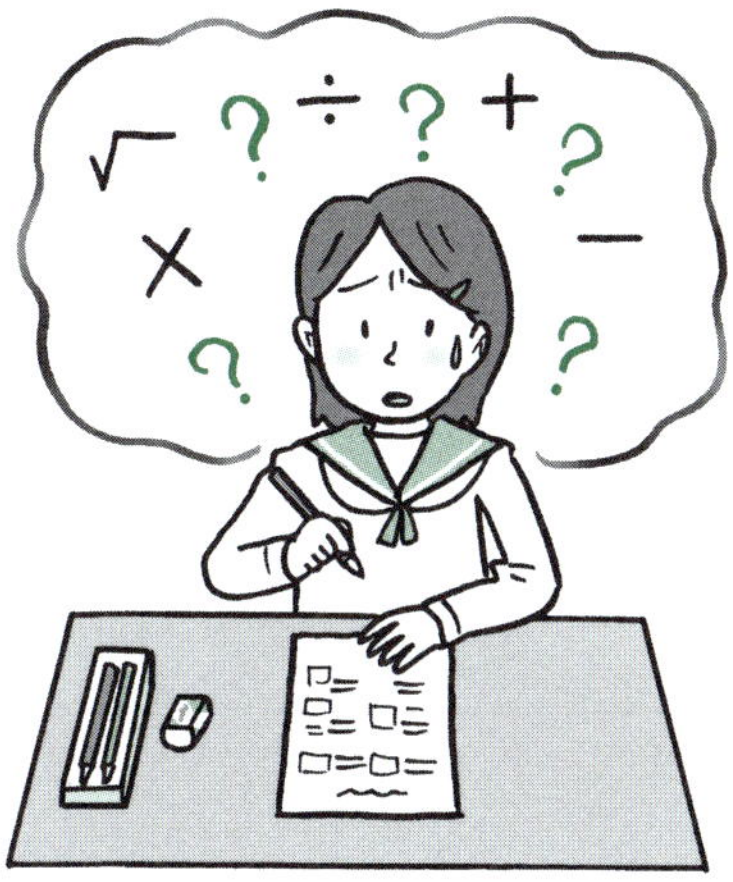


## 「計算する」ことの障害

- 数字の位どりが理解できない
- 繰り上がり、繰り下がりが理解できない
- 九九を暗記しても計算に使えない
- 暗算ができない

## 「推論する」ことの障害

- 算数の応用問題・証明問題・図形問題が苦手
- 因果関係の理解・説明が苦手
- 長文読解が苦手
- 直接示されていないことを推測することが苦手

COLUMN 1

身につけたい生活習慣ー①

# 毎日の生活のリズムを整える

## 生活のリズムが乱れると、二次障害につながることもある

ＡＳＤの人は、パソコンや趣味など好きなことには夢中になりやすく、時間を忘れてしまいがちです。夜更かしや徹夜が続くと昼夜逆転状態になってしまう場合もあります。一度そうした状態になると、なかなか元の生活に戻すことが難しくなってしまう場合もあります。特性のために先の見通しを立てることが苦手で、先々の予定を変更することができません。その結果、生活のリズムが乱れてしまいます。

特に夏休みやお正月など長い休みがあるときには注意が必要です。明日が休みだと思うと、歯止めがきかなくなってしまいがちです。結局、休みが明けても朝起きられずに仕事や学校を休んでしまい、「自分はダメな人間だ」と、劣等感を持ってしまう場合もあります。生活のリズムを整えることは、日常生活の基本です。規則正しい生活のリズムを整えられるように工夫しましょう。

**【 生活のリズムを守るには 】**

◆基本的な就寝時間、起床時間を決める
（休日前も変えないことが大事）

◆パソコンやゲームは1日の使用時間を決める

◆時間がきたら、すぐに気がつくように
携帯電話などのアラームなどを利用する

◆ 一度決めたお手伝いなどは、
試験や旅行の前日でもやらせる

◆夏休みやお正月などの長い休みには、
朝の運動などをスケジュール化して
夜更かししないようにする

◆毎日の基本的なスケジュールを
守らせることが大事

◆スケジュール通りにいかなかった時は叱るより、
「一緒に散歩に行こう」などと行動を促すことも大事

# 第2章

# 日常生活で起きやすい代表的なトラブルと対応策

## ASD編

ASD（アスペルガー症候群）の人は、その特性から日常生活においてさまざまなトラブルが起きる場合があります。特に人づきあいの面では深刻なトラブルになることが多いようようです。人づきあいのわずらわしさから引きこもりになったり、人づきあいをあきらめてしまう人もいます。

ASDの人が起こしやすいトラブル

# 深い人間関係を築きにくい

成人したASD（アスペルガー症候群）の人の悩みは、なんといっても人間関係に関するトラブルです。

## 3つの特性により人間関係が築きにくい

ASD（アスペルガー症候群）の人は、「コミュニケーションの問題」「社会性の欠如」「興味・活動の限定」という3つの特性があります⬇P26参照。こうした特性のために円滑な人間関係を築くことが難しいといわれています。

「コミュニケーションの障害」の障害とは、相互的なやり取りが苦手なことをいいます。例えば、自分の興味のあることだけを一方的に話し、相手の言うことは一切無視するというように一方通行になってしまい、会話が成立しません。

相手の表情や反応を読み取ることも苦手な場合が多く、話している相手が笑っているのか、怒っているのか困っているのかわからない人もいます。人と関わりを持ちたいという気持ちがあっても、こうした特性のために大人になってもなかなか深い人間関係が結べないという人が多いのです。

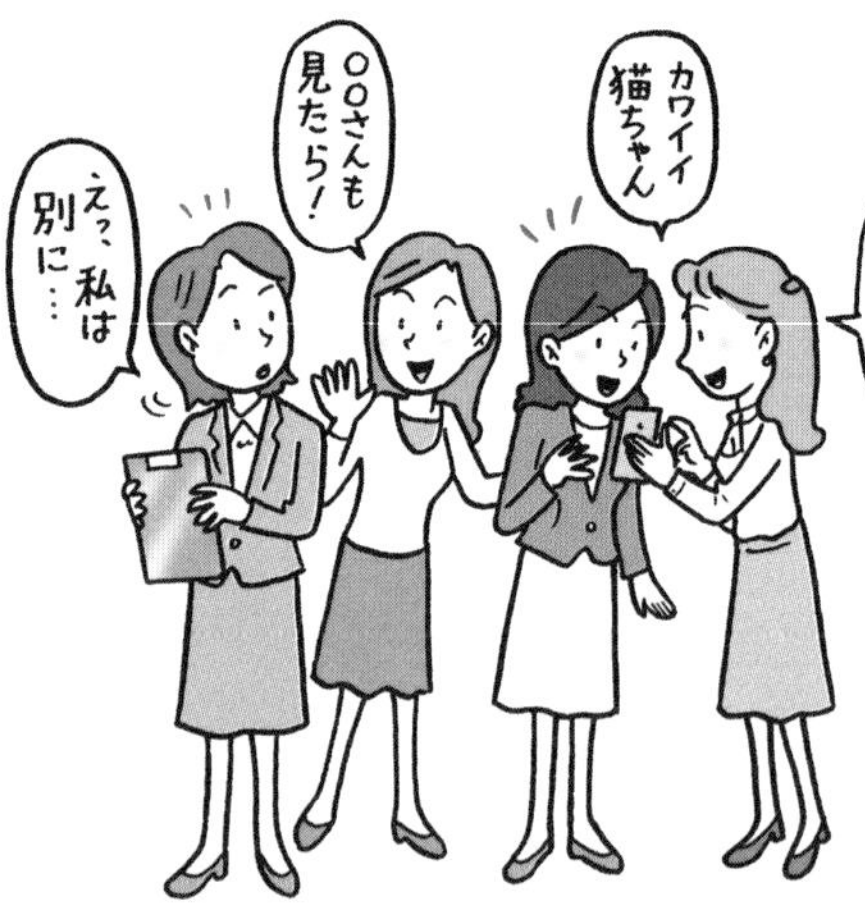
うちの子見て～～
カワイイ猫ちゃん
○○さんも見たら！
えっ、私は別に…

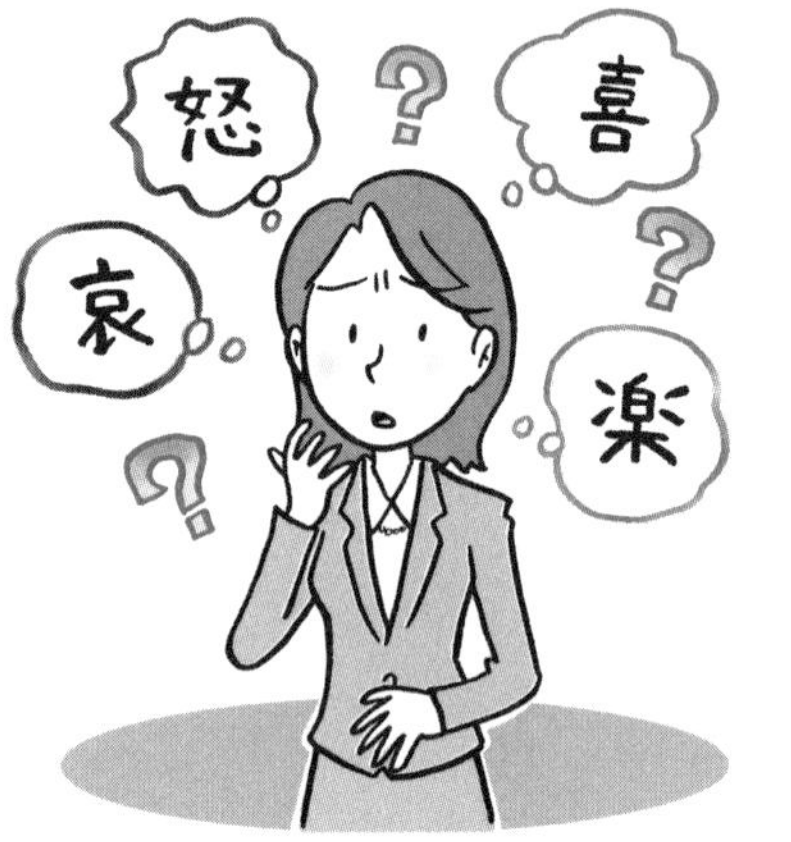
喜
怒
哀
楽

## 仲間意識が薄く一人っきりでも平気!?

「社会性の欠如」のために、他人に対しての関心や仲間意識が非常に低く、仲間や職場のルールよりも自分のルールを優先してしまいます。その結果、仲間外れになっても全く気にしません。そもそも人に合わせようという発想がないので、周囲とトラブルになりやすく孤立してしまいがちです。

　周囲の状況を的確に読んだり、共同して作業することも苦手です。職場では、周囲が忙しくても自分の仕事が終わると手伝わずにぼんやりしていたり、就業時間ぴったりに帰ってしまったり……。自分勝手な人、わがままな人と思われてしまうのです。ところが、自分では何が悪いのかわかっていない場合も多いのです。

## こだわりの強さがウラ目に出る!?

「興味・活動の限定」とは、こだわり行動のことです。想像力が弱いために突然の変更や新しいことに対する不安感が大きくパニックになってしまうこともあります。

　その反面、自分の興味があることや好きなことには強いこだわりがあります。社会人になっても一晩中ゲームをやり続けて会社を休んだり、辞めてしまう人もいます。こだわりが良い方向に向けば、大きな成果をあげることもできるでしょう。しかし、融通が利かずに友人関係が長続きしないことも多いのです。

　ＡＳＤの人は、すべてが一人でも平気というわけではありません。程度の差はあれ、人と関わりたいと思っている人であっても、

**●一方的な会話**
**●自分の都合優先**
**●融通の利かなさ**

から〝ちょうどよい人間関係〟を持続させることが難しい場合が多いのです。

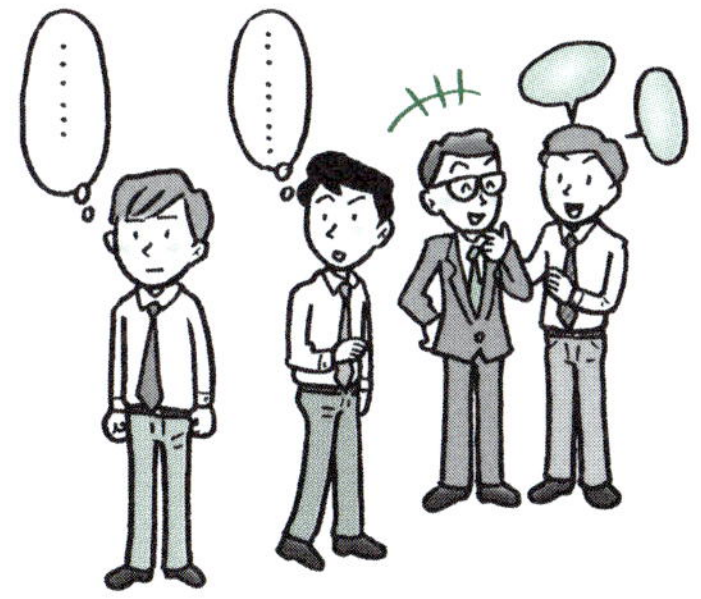


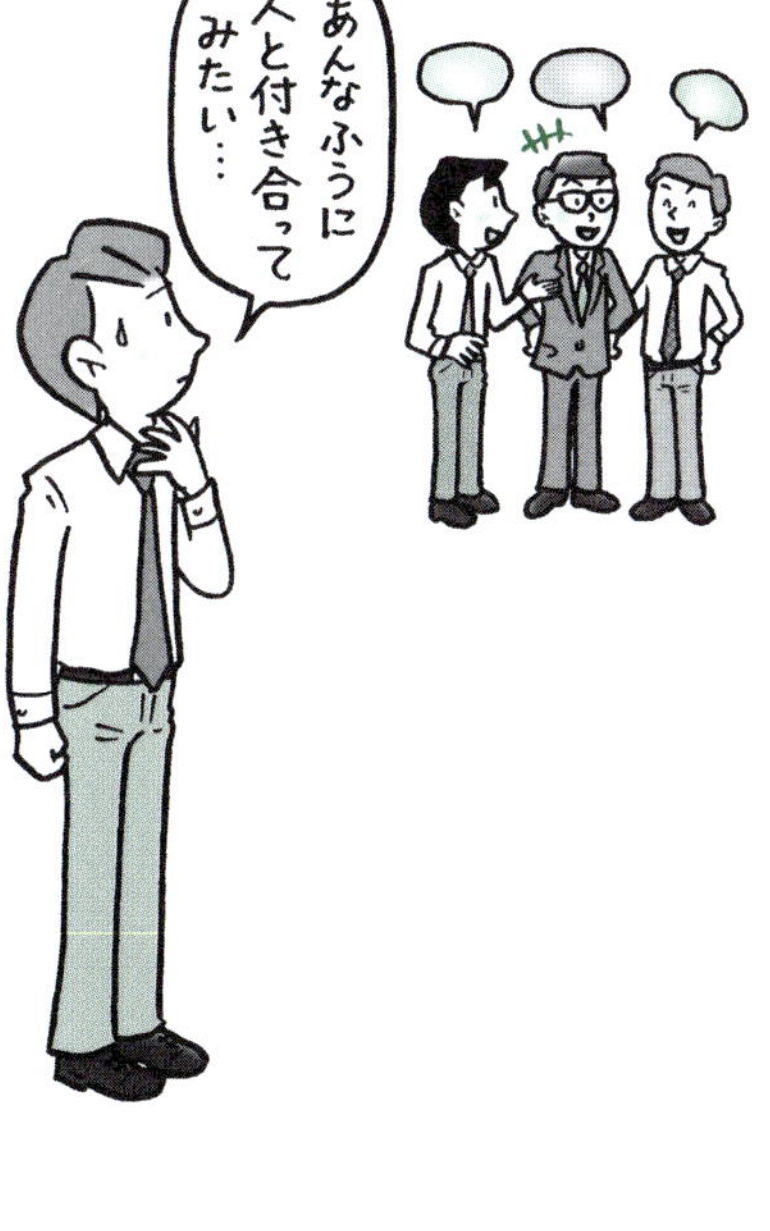

## ASDの人が起こしやすい代表的なトラブル―1

# 会話が成立しない

ASDの人は、コミュニケーションの特性から自分の言いたいことだけを話してしまい、相手の会話を無視するような言動をとってトラブルになってしまう場合があります。

### 独特な会話でトラブルになる

**1 一方的に話す**

自分の興味のあることだけを一方的に話して、相手の話には興味を示さなかったり無視した態度をとってしまいます。

**2 目を合わせない**

会話をしていても相手と目をあわせないので、会話相手から見れば何を考えているのか理解してもらえません。

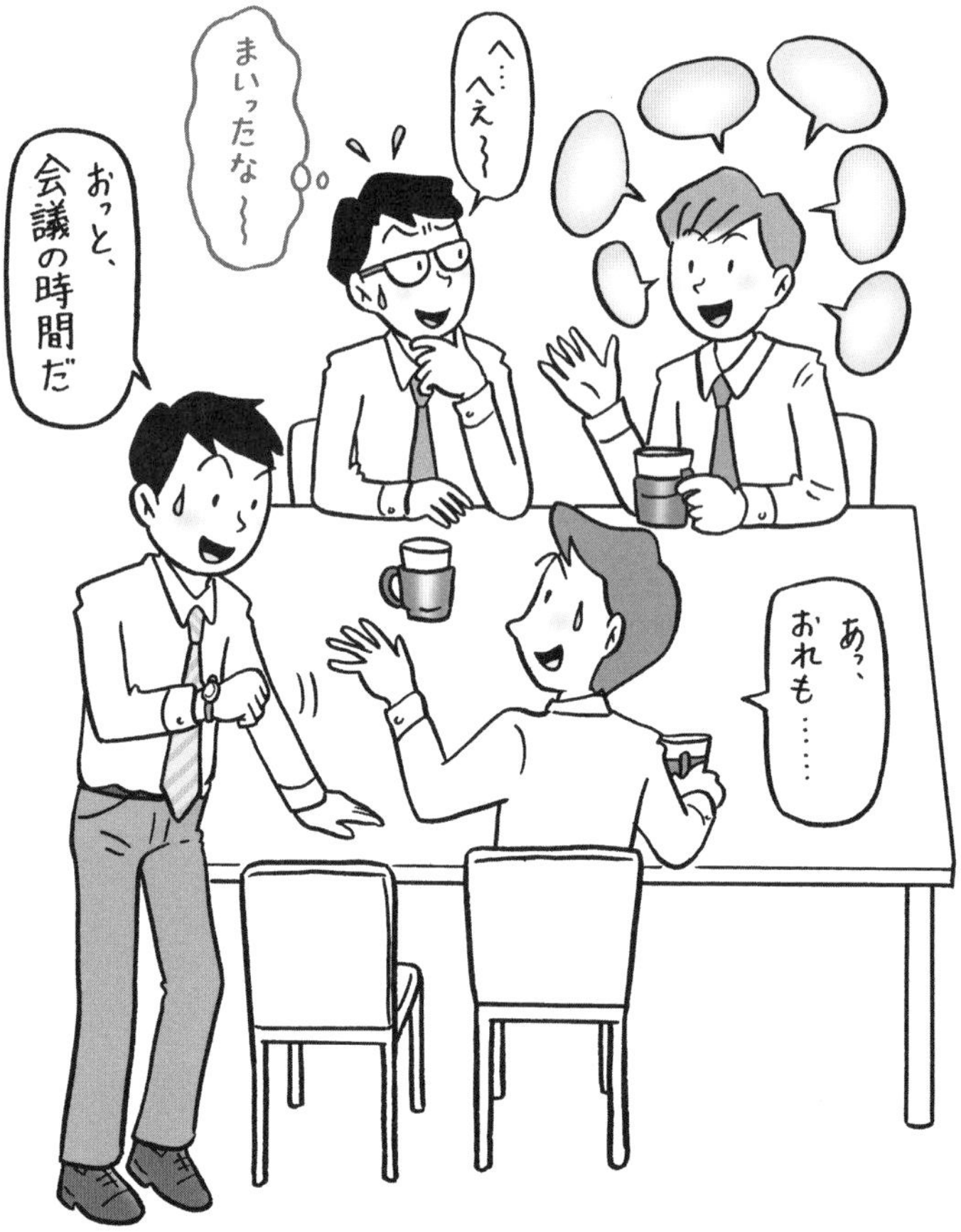

へ…へえ〜
まいったな〜
おっと、会議の時間だ
あっ、おれも……

# 人間関係が築けない

ASDの人は、円滑な会話が苦手でなかなか深い人間関係が築けず孤立してしまいます。自分がなぜ敬遠されたり無視されるのか気がつかない場合もあります。

## サポートのポイント

ASDの人に対しては、会話の特性を理解することがサポートの基本です。

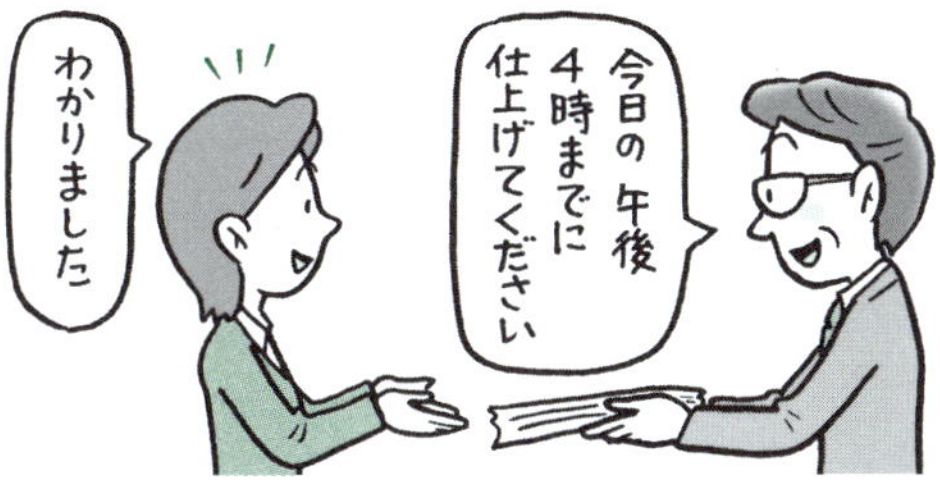
わかりました
今日の 午後
4時までに
仕上げてください

- 冗談や比喩を使わず、簡潔に話します
- 「大丈夫？」「早めに仕上げて」といったあいまいな表現は避けて、「今日の午後４時まで」といったように具体的に指示したり確認をすると理解しやすくなります。
- 一方的に話す場合は、話をさえぎらず聞いてあげる姿勢も必要です。
- 人前で言っていけないことは、理解しやすいように図示するなどしてルール化する

## トラブルが減らない場合は？

- 無理に会話に参加しなくてもいい、ということを説明して安心させます。
- 多くの友だちを作るより、少なくても自分を一人でも理解してくれる友だちがいればいいというふうに考えましょう。
- たとえ友だちがいなくても得意なことがあれば、それを認めてあげることが自信につながります。

### 3 表情が読み取れない

会話をしているときの相手の表情や身振り手振りの表現が理解できない。相手が笑っているのか怒っているのかわからない人もいます。

### 4 思ったことをそのまま口にしてしまう

社会人になれば、社交辞令やその場にふさわしい会話が求められますが、思ったことをそのまま口にしてしまいトラブルになってしまうこともあります。

### 5 冗談や比喩、あいまいな話が通じない

「今日は決まっているネ」「ヘアスタイルがタレントの○○みたい」といった冗談や比喩が通じない場合があります。これでは会話が弾みません。

# ASDの人が起こしやすい代表的なトラブル―❷
# こだわりが強い

ASDの人は、自分の興味のあることだけに集中したり自分のルールに対して強いこだわりがあります。そのために周囲とトラブルになってしまう場合があります。

## こだわりがトラブルを生む

### ❶ 好きなことには何時間でも没頭できる

ASDの人は、自分の好きなことや興味のあることには徹底して打ち込みます。こうした傾向は大人になってもあまり変わりません。趣味に没頭するあまり、徹夜をして昼夜逆転して学校や会社へ行けなくなってしまう人もいます。

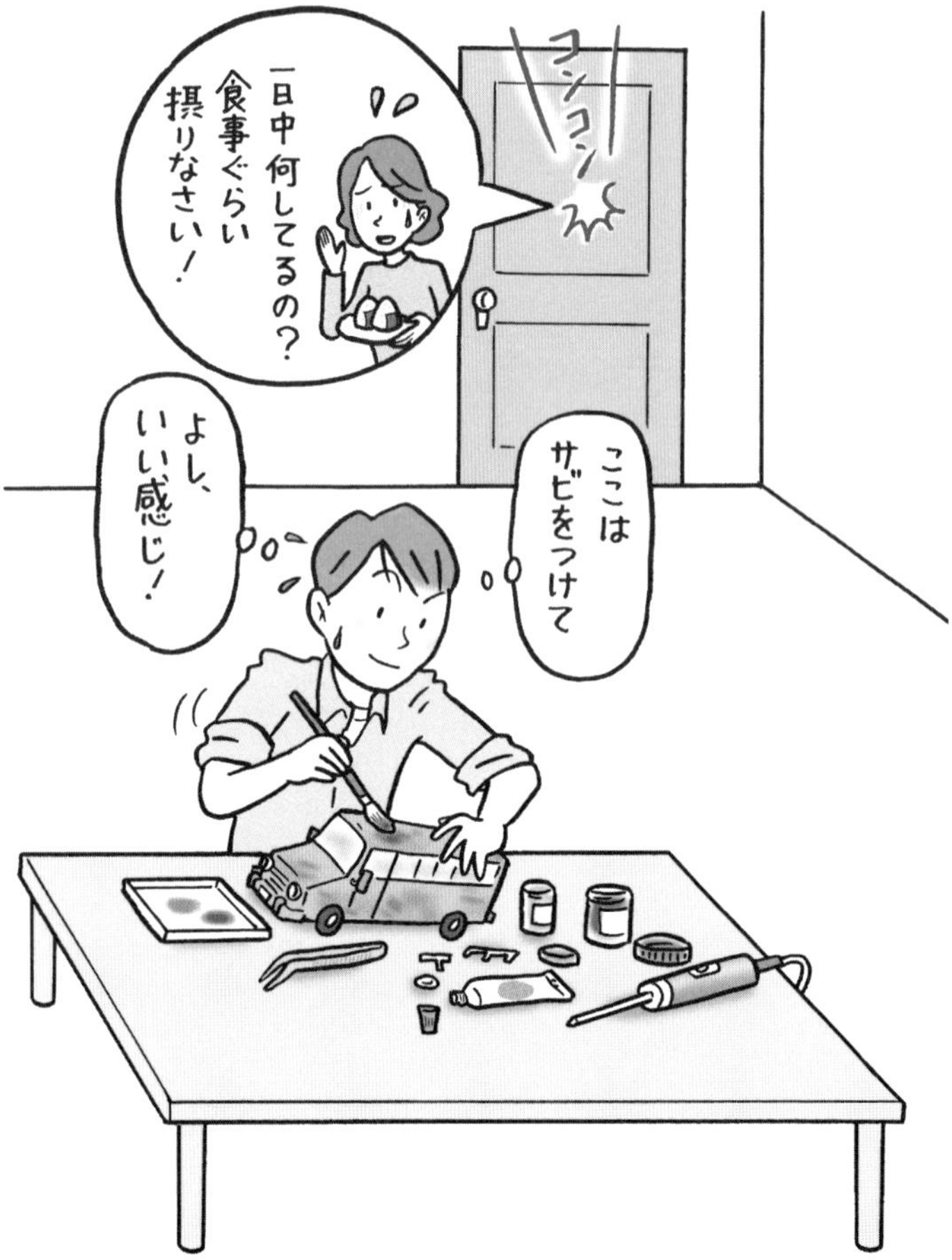
コンコン
一日中何してるの？食事ぐらい摂りなさい！
ここはサビをつけて
よし、いい感じ！

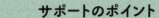

# 周囲が振り回される

**女性の場合は、体調不良で病院にいっても自律神経の問題（起立性調節障害）と診断されアスペルガー症候群と気づかれずに心のサポートが行われず、回復しない場合があります**

## サポートのポイント

ASDの人が持つこだわりの強さは人によって違いますが、やわらげる方法を一緒に考えましょう。

- 「次善の策」を考える。こだわりをやわらげるために、「どうしてもやりたいこと」と「できない時にやること」というように2つの案を考えて用意するクセをつけるように訓練しておきます。
- 自分のルールを周囲に押し付けないクセをつける。勝手なルールを押し付けられても周囲にとっては迷惑なだけです。自分のルールは、自分の部屋だけというように、場所を決めておくように教えましょう。
- 自分だけのルールやこだわりは、他人には関係ない。本人にとってはどんなに大事だと思っても他の人には重要ではありません。前述の❷と同じように場所を決めておくことも一つの方法です。

## トラブルが減らない場合は？

- 言葉で注意してもトラブルが減らない場合は、趣味は、１日に〇〇時間、お金は月に〇〇円までなどとメモや図示で確認できるようにします。
- 自分のルールを文字化して、確認するクセをつけましょう。

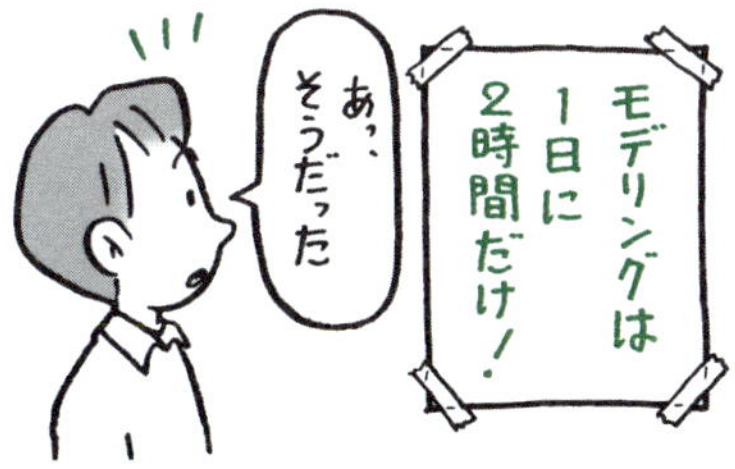

モデリングは1日に2時間だけ！
あっ、そうだった


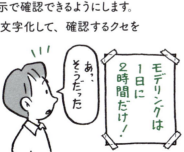

### 2 「ほどほど」ができない

好きなものに対しては、時間もお金も周囲がびっくりするほど使うことがあります。毎月の給料を全部趣味につぎ込む人もいます。遊びや趣味は、1日に〇〇時間、お金は月に〇〇円までといった「ほどほど」という感覚がなかなか持てません。

### 3 何事も自分優先

周囲に合わせようとせず、何事も自分の好きなことを優先させて自分勝手な人と思われてしまいます。想像することが苦手で相手の感情を推し量ることができずトラブルになってしまうことがあります。

### 4 自分のルールを押し付ける

自分だけのやり方やルールにこだわります。また、それを周囲にも強要しようとしてトラブルになることもあります。そのルールは、食べる順番だったりブランドだったりと人によって違いますが、ある日突然興味がなくなってしまうこともあります。

ASDの人が起こしやすい代表的なトラブル―③

# 感覚過敏で周囲に合わせられない

ASDの人の中には、聴覚、視覚、嗅覚、味覚、触覚などが人より敏感だったり逆に鈍感だったりして周囲に理解してもらえずトラブルになってしまうこともあります。

## 周囲に理解されにくい感覚の過敏

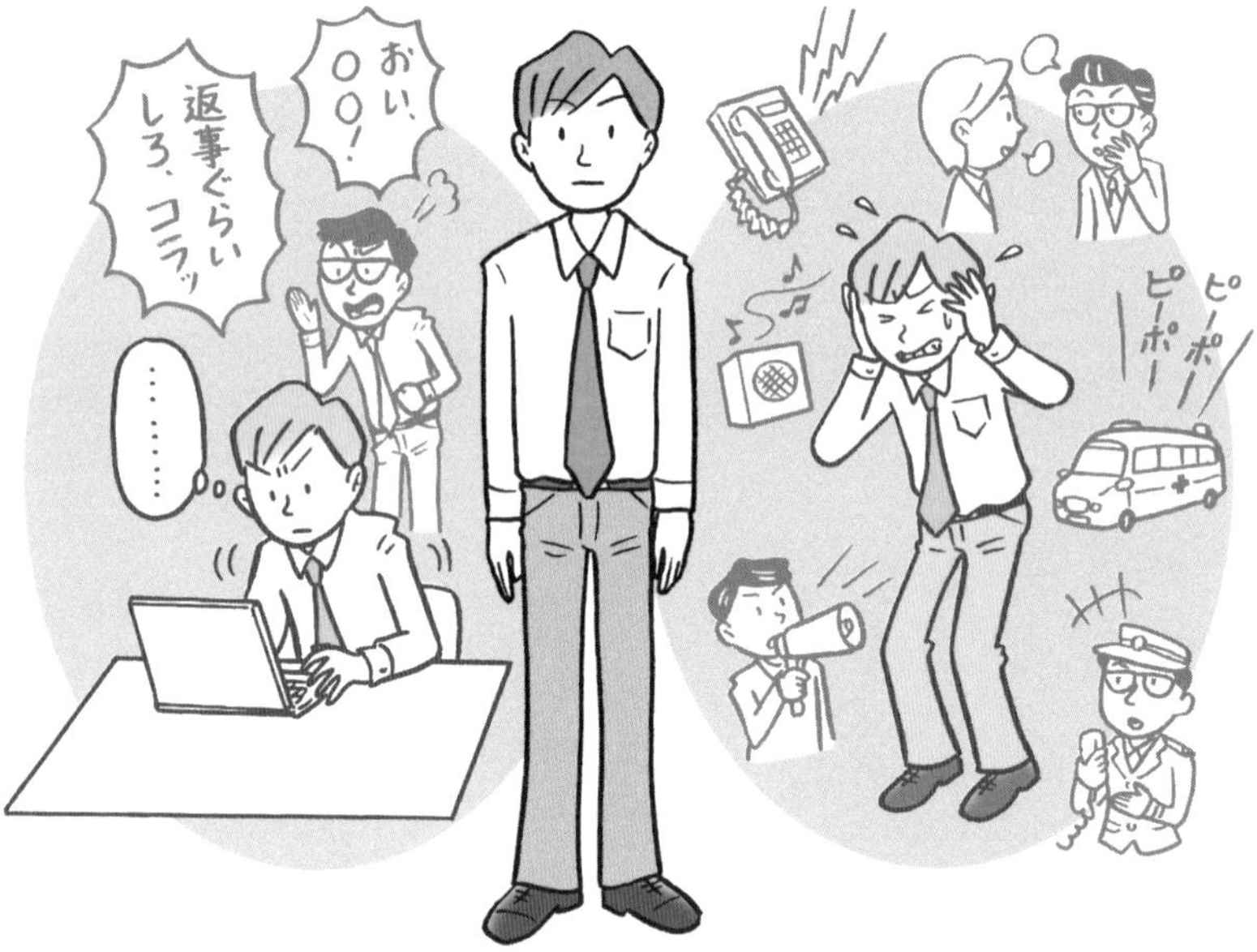


### 1 小さな音が大音量で飛び込んでくる

電車内のアナウンスや職場内のひそひそ話や電話音が苦手な人がいます。その人にとってはどの音も同じ程度の音量で聞こえてくるように感じてしまい、頭痛やめまいを起こすこともあります。その結果、電車に乗れなくなったり出社できなくなってしまうこともあります。

### 2 蛍光灯の光がまぶしすぎる

視覚の過敏さから普通の人にとっては特に感じない、部屋の中の蛍光灯や電灯、日光、パソコンの画面などが非常にまぶしく感じられます。また、蛍光灯の瞬きを感じる人もいます。健常の人にとっては何も感じない部屋の照明がまぶしすぎたり、外出時には日光や地面からの照り返しによって強いストレスを感じてしまう人もいます。

## 苦手な感覚を理解する

ASDの人は、特性のために感覚が過敏な場合があります。感覚の過敏は周囲にはなかなか理解されにくいために本人だけが悩んでいることが多いようです。どんな感覚が苦手なのか、本人の言い分を聞いて理解してあげましょう。

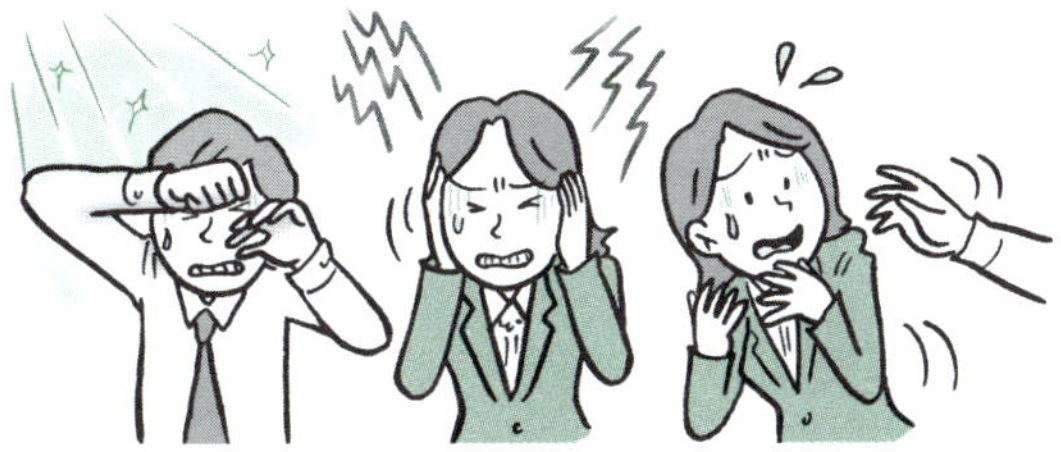

### サポートのポイント

ASDの人が持つ感覚の過敏さは人によって違いますが、やわらげる方法を一緒に考えましょう。

- 電話の音や話し声などさまざまな音がする職場の場合、イヤーマフ、ノイズキャンセリング機能を持つイヤフォン、ヘッドフォンの着用を認めたり配置転換などの支援が必要です。昼食時などは一人でゆっくり食べられるような部屋を用意することで落ち着く場合もあります。
- 部屋の中や職場でまぶしそうにしていたら、照明を少し落としたりブラインドやカーテンなどで光を調整して本人が落ち着けるようにします。人によっては室内でもサングラスをかけることで刺激が軽減される人もいます。
- 好きな臭いのついたハンカチなどを用意し持ち歩くことで、苦手な臭いがあまり気にならなくなる場合があります。
- 突然抱きしめたり肩を組むといった行為は、普通の人が思っている以上に苦痛になることがあります。触覚が過敏な人に対しては、なるべく接触を避けます。事前に声かけをして理由を話せば大丈夫です。

### 3 臭いに敏感すぎる

臭覚の敏感さから他の人の体臭・口臭や香水・シャンプーなどを強い臭いと感じて苦痛な人もいます。さまざまな臭いがストレスになって職場になじめなかったり家庭でも調理の臭いが気になってがまんできないという人もいます。他の人にはほとんど気にならない場合が多く、周囲に理解されず変人扱いされてしまうこともあります。

### 4 触れられることが苦手

臭覚の敏感さから触れられることが苦手な人がいます。こうした敏感さを持っている人は、握手したり肩を組まれたりという日常のちょっとした体が触れ合うこともがまんできません。夫婦や恋人であっても性行為が耐えられないという人もいます。

### 5 極端に鈍感な場合もある

感覚が非常に過敏な一方で極端に鈍感な人もいます。暑さや寒さをほとんど感じず夏でも冬でも同じ服を着続ける人もいます。また、自分の好きなことに夢中な時は、周囲でどんなに大きな音がしていてもまったく気にならないという人もいます。

ASDの人が起こしやすい代表的なトラブル―④

# 完璧を求めてトラブルになる

ASDの人は、ものごとを自分の思ったようにやりたいと思う傾向にあります。そのために周囲を巻き込んだり、思い通りにいかずに感情が爆発してトラブルになってしまうこともあります。

## 100点でなければ許せない!?

### 1 学生時代は優秀な人も多い

ASDの人の中には、得意な科目がずば抜けて成績が良い人がいます。中にはテストの成績がいつも100点満点という人もいます。こういう人は100点を取れない時は、パニックになって周囲を困らせてしまいます。

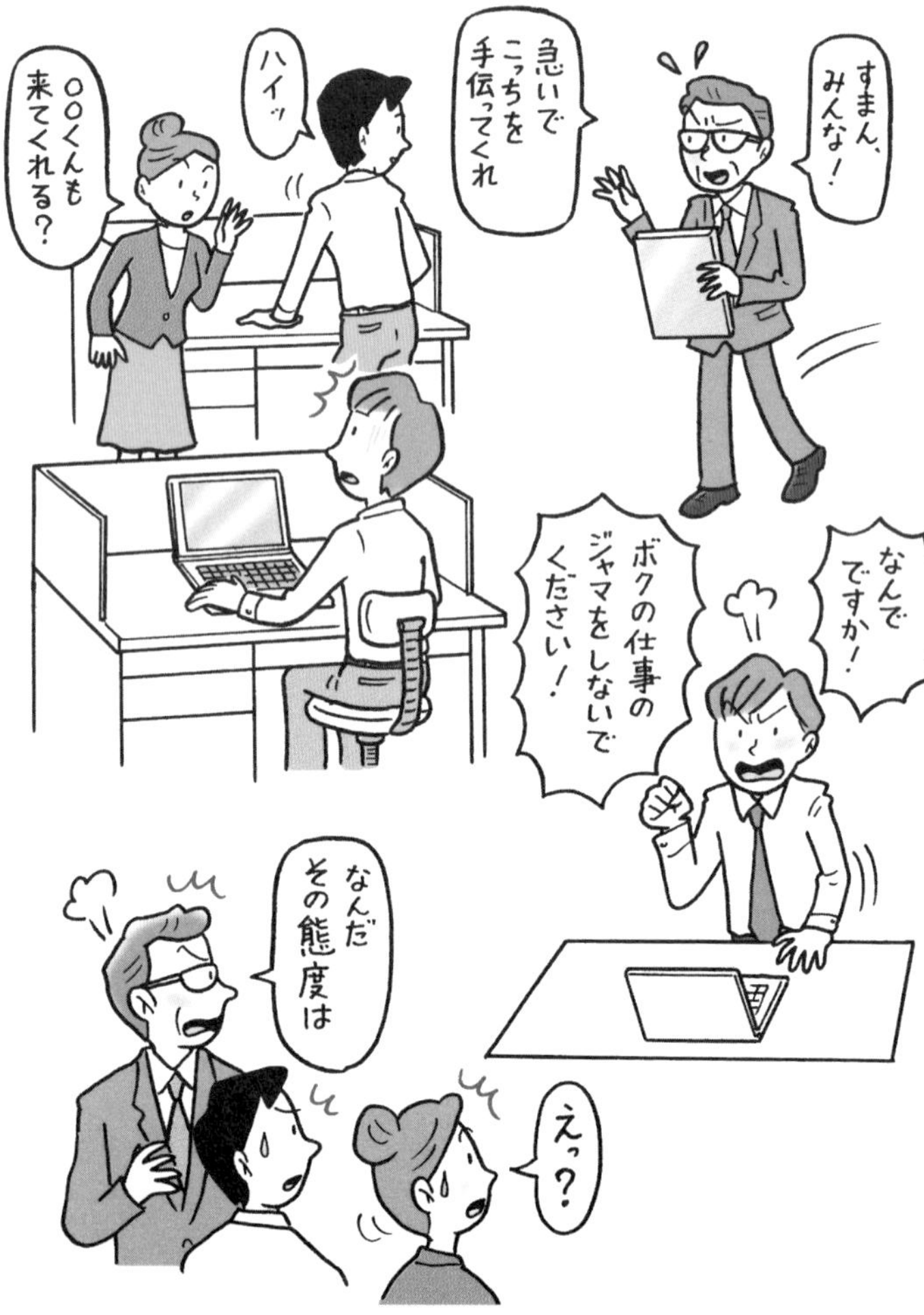
すまん、みんな！
急いでこっちを手伝ってくれ
ハイッ
○○くんも来てくれる？
なんですか！
ボクの仕事のジャマをしないでください！
なんだその態度は
えっ？

## 完璧を目指す気持ちを理解する

ASDの人は、何をいつどのようにやるのか自分だけのルールに従って行動することで安心します。何ごともいつも通りでないととても不安になってしまいます。臨機応変に対応することが苦手ということを理解しましょう。

### サポートのポイント

仕事だけでなく日常生活でも、必要以上に時間をかけて完璧に仕上げる傾向があります。まず、時間内でどこまでやるか明確に指示を出すことで安心して取り組めるようになるはずです。

- 本人はがんばっていても、周囲にはなかなか通じません。そこで不満やストレスなどについて日頃から話し合う体制を整えておくことが必要です。言葉よりも文字の方が通じる場合は、状況をやり取りする連絡帳などを用意しておきましょう。

- 小さな成功を目指すように指示を出す。何ごとも完璧を目指す人に対しては、大きなことを一気に任せるより、小さなことを一つずつクリアしていくように指示を出すことで安心して取り組めるようになるはずです。

- 少しずつ経験を積ませることも重要です。ASDの人は新しいことや方法が苦手です。いきなり任せるのではなく、少しずつ経験が積めるようにすることで対応していけるようになります。

- いつもと様子が違う場合には、家族ならいつまでも聞いてあげることができても、職場ではなかなか難しいこともあります。定期的に専門家を呼んで話し合う必要もあります。

### トラブルが減らない場合は？

感情が爆発してしまうのは、体調や精神状態も大きく関係しています。睡眠や食事などの生活リズムを整えることで、感情が落ち着いてくる場合もあります。

### 2 自分の思い通りにいかない

社会に出ると、テストのような決まった答えがなく臨機応変な行動が求められるものですが、大人になっても自分のやり方を押し通そうとします。周囲から見れば、わがままで融通が利かない人と見られてトラブルになってしまうのです。

### 3 全体が見えない

社会に出てからも何ごとも完璧にやりたいと思う気持ちが強すぎて、目の前のことは一生懸命に取り組みます。しかし、全体の作業の一部分だけに夢中になりすぎて、作業が遅れていることに気がつかずに大きな失敗につながってしまう場合もあります。

### 4 感情が爆発してしまう

ASDの人は、自分は一生懸命がんばっているのに周囲が理解してくれない、というストレスを常に感じながら生活しています。こうしたストレスがたまると、自分ではどうすることもできずにパニックになったり、上司にも大きな声で食ってかかってしまう場合もあります。周囲がなだめても落ち着かずに「危ない人」と敬遠されたり孤立してしまう場合もあります。

ASDの人が起こしやすい代表的なトラブル―⑤

# 同時に二つ以上のことをすることが苦手

ASDの人は、二つ以上のことを同時に進めたり状況に応じて作業を変えたりすることが苦手です。

## 複数の情報を同時に処理できない

### 1 食事をしながらの会話が苦手

食事をしながらの会話は、ASDの人にとっては難しい場合があります。食べるという一つのことに取り組むことに精一杯になってしまい他のことまで気が回らないのです。食事は大勢で食べるよりも一人で食べた方が落ち着く場合もあります。

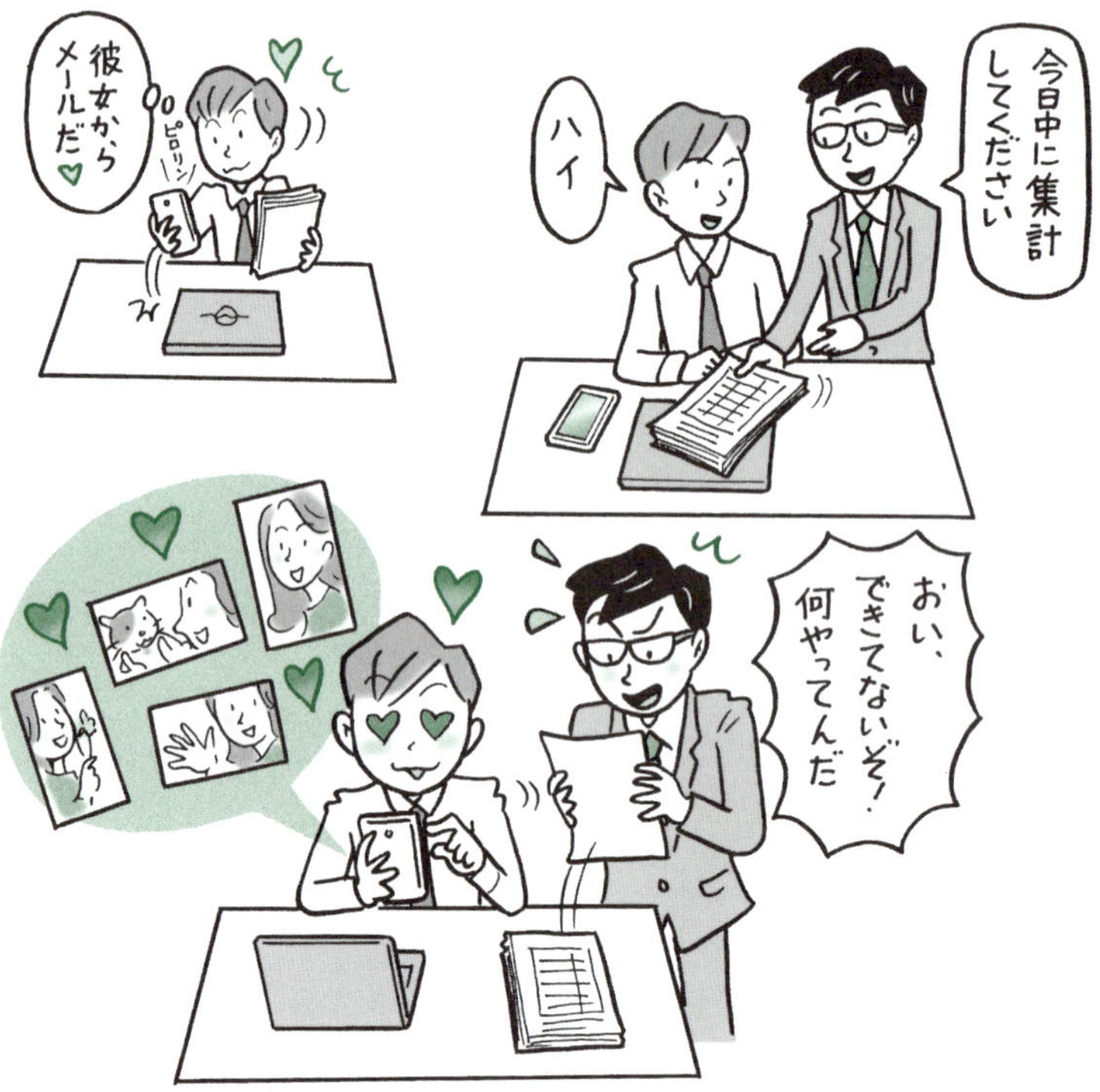
彼女からメールだ♡
ピロリン
ハイ
今日中に集計してください
おい、できてないぞ！何やってんだ

### 2 電話しながらメモが取れない

電話しながらメモを取ることができない場合があります。例えば職場で、上司から「お客様から苦情があったら、相手の名前と内容をメモしておいて」と指示されても、相手の名前しかメモしなかったり、苦情はメモしても名前を忘れたり、メモを取ることさえ忘れてしまいます。

## 二つのことを一つずつ分けて指示する

指示を出す時は、一つずつ出します。また、作業内容によって時間を区切るなど、仕事の進め方を簡略化することで理解しやすくなります。

### サポートのポイント

●職場では、「電話があったらすぐに○○さんに回してください」と、わかりやすす一つだけ指示を出します。

●言葉で言うより文字からの情報を理解しやすい場合は、職場内の指示や注意点はメールのやり取りの方がわかりやすい場合があります。

●話しを聞く時間と作業する時間をしっかり分けると、安心して話しを聞くことができます。

●今、大事なことは何かということを説明して、周囲に合わせて恋愛しなくても良いことを理解させることも必要です。

### オンチの場合もある

若い人の交友に欠かせないカラオケですが、ASD の人は伴奏を聴きながら歌うということが苦手で、音程を外してしまう人もいます。本人は、なぜ笑われているのか理解できずに、ただ馬鹿にされたと劣等感を持ってしまう場合もあります。

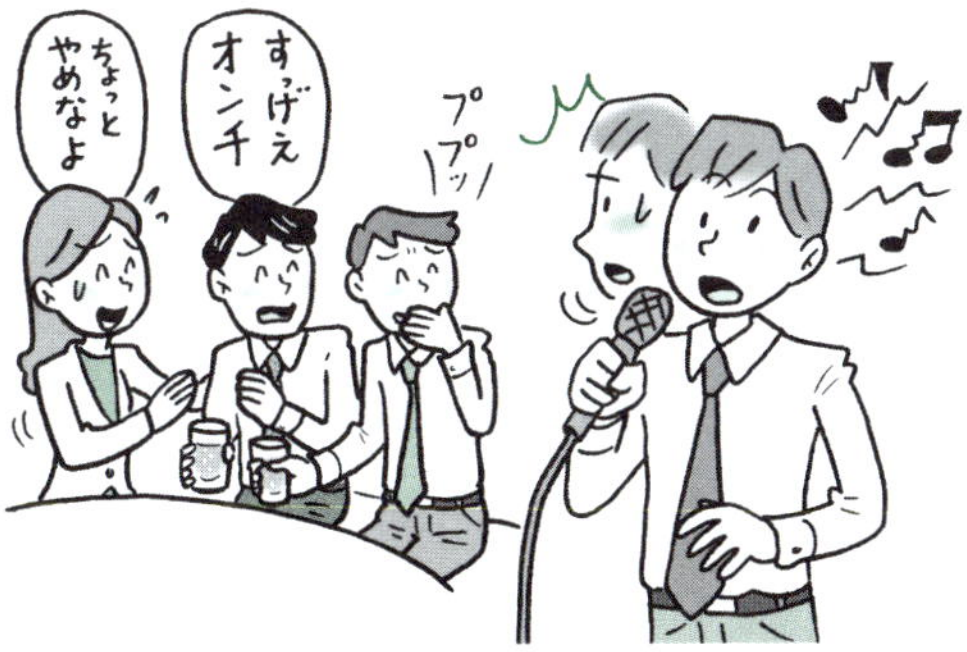


### 3 作業をしながら人の話を聞くことが難しい

職場では、よく「仕事しながら聞いてください」といったことがあります。しかし、ASDの人にとってはなかなか難しいことです。話しの内容が入ってこないために後で問題になることもあります。

### 4 同時に二つの指示を出されると混乱する

「明日の会議に必要なので、今日中に資料を作って○○人分プリントしてください」と指示されても、重要なのは明日の会議なのか資料を作ることなのか、プリントすることなのか理解できない場合があります。

### 5 恋愛と勉強・仕事の両立は無理!?

思春期を過ぎると恋愛問題が気になりますが、ASDの人は恋愛と勉強や仕事の両立は難しい場合があります。異性が気になると、そのことばかり考えてしまい、勉強や仕事が手につかなくなってしまう場合があります。

COLUMN 2

身につけたい生活習慣ー②

# 身だしなみを整える

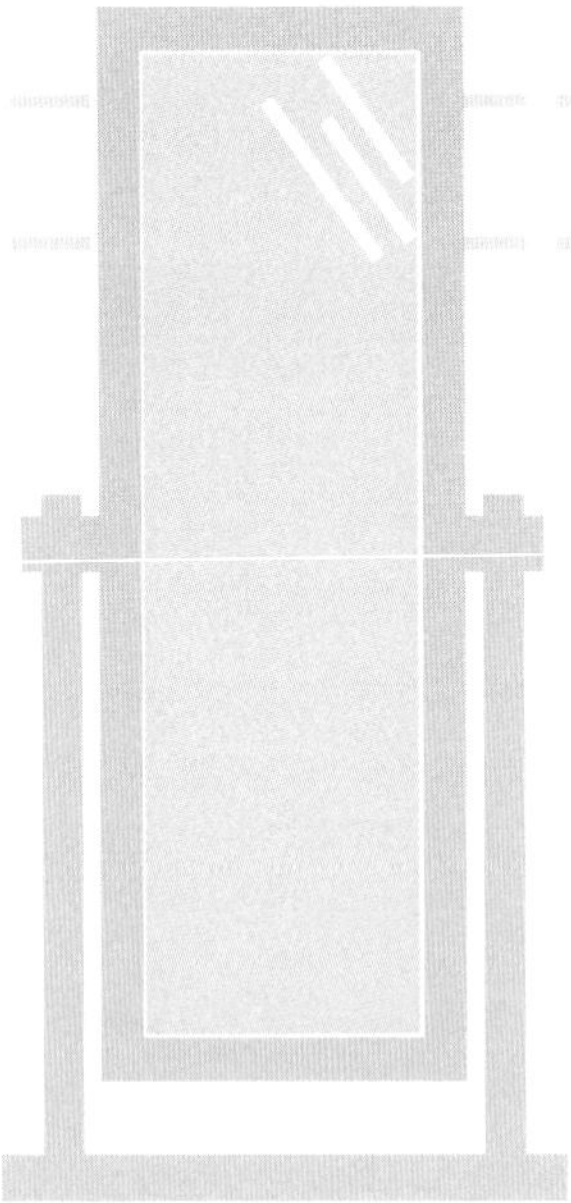

## 出かける前は、鏡で前も後ろもチェックするクセをつける

ASDの人は、周囲からどのように見られているのか、ほとんど興味がありません。毎日髪をシャンプーしたり髪をとかすことに意味を感じない場合もあります。着る服に関しては、強いこだわりを持って同じ服ばかり着る人と、全く興味がないという人に分かれますが、どちらも周囲に合わせることに関心がないという面では一致しています。

感覚の偏りや不器用さによって上手に体を洗ったり歯みがきが苦手という人もいます。補助道具や石けん類など本人の感覚に合うものを選んであげましょう。体を洗う順番をメモして、順番を覚えるようにしましょう。

男性は、常に清潔な服装を心がけ、女性の場合は、出かける場所にもよりますが基本的に露出度の高い服装での外出は控えるようにします。

出かける前の夜は、明日の服装を用意して家族にチェックしてもらうのもいいでしょう。毎朝、出かける前に鏡で前も後ろもチェックするクセをつけましょう。

**【身だしなみはココをチェック】**

- ◆入浴、洗顔、歯みがき、ひげ剃り、髪の手入れは毎日行う
- ◆服装は、前の晩にそろえる
- ◆爪は短く清潔にする
- ◆出かける時は鏡でもう一度チェックする
- ◆外出に必要なアイテム（財布、定期券、ハンカチ、ティッシュ）

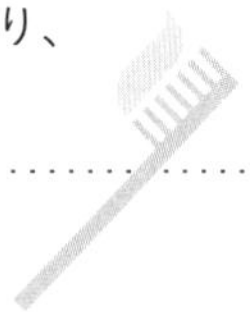

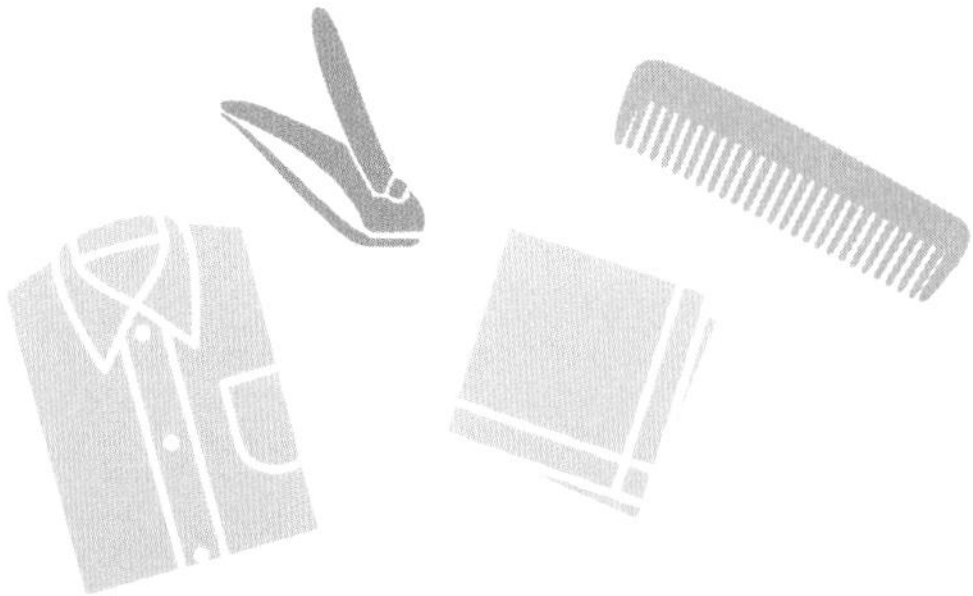

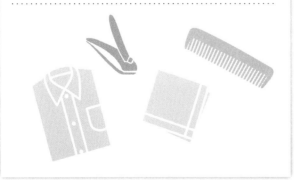

# 第3章

# 日常生活で起きやすい代表的なトラブルと対応策 ADHD編

ADHDの人は、その特性から日常生活においてさまざまなトラブルが起きる場合があります。また、ADHDの特性は子どもの時と成人してからとは、その現れ方が変化したり男女で違っていたりする場合もあります。

ADHDの人が起こしやすいトラブル

# 大人になるまで気付かれないこともある

成人したADHDの人は集中力が続かず仕事でもミスが続く場合があります。また、女性の場合は、人間関係に関するトラブルが多発することもあります。

## 成長とともに特性が変化する!?

ADHDは、通常小学校に入学するまでは特性が現れて周囲から気付かれます。また、成長とともにその特性の現れ方が変化することもあります。例えば子どもの時には多動性（落ち着きのなさ）が目立っても成長とともにおさまって、貧乏ゆすりなどの細かい動きやおしゃべりといった行動に変わってくる場合があります。しかし、基本的な特性は変わらないので、大人になって社会と関わるようになってくると、その行動からさまざまなトラブルを起こしてしまう場合があります。

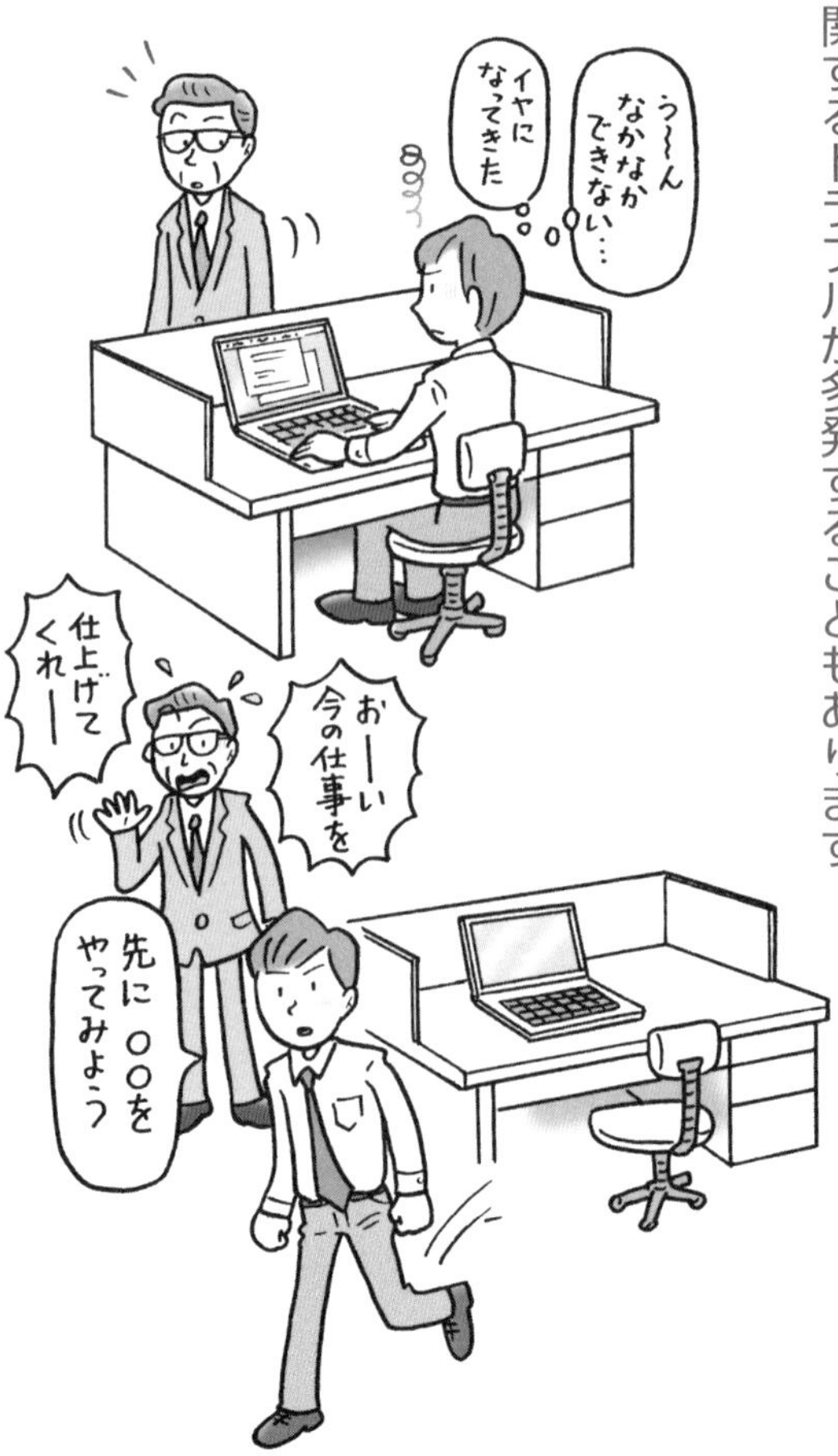

う〜ん なかなか できない…
イヤに なってきた
おーーい 今の仕事を
仕上げて くれーー
先に ○○を やってみよう


## 思いつきで行動するが挫折しやすい

ADHDの人は、衝動性の特性から思いついたらすぐに行動に移してしまうような行動力があります。しかし、思いついたことを十分に検討したり、周囲と相談もせずに突っ走ってしまい、周囲を慌てさせることもあります。しかも、ちょっとした問題にぶつかったり別のことに関心が向くと、手をつけていることもあっさり投げ出してしまうこともあります。次々にやりたいことが浮かんでくるのですが、粘り強くやり遂げることが苦手なのです。その結果、仕事においては、「いい加減な人」「自分勝手な人」と職場の評価を下げてしまいがちです。

また、家庭でも自分勝手な行動から夫婦げんかになってしまうこともあります。

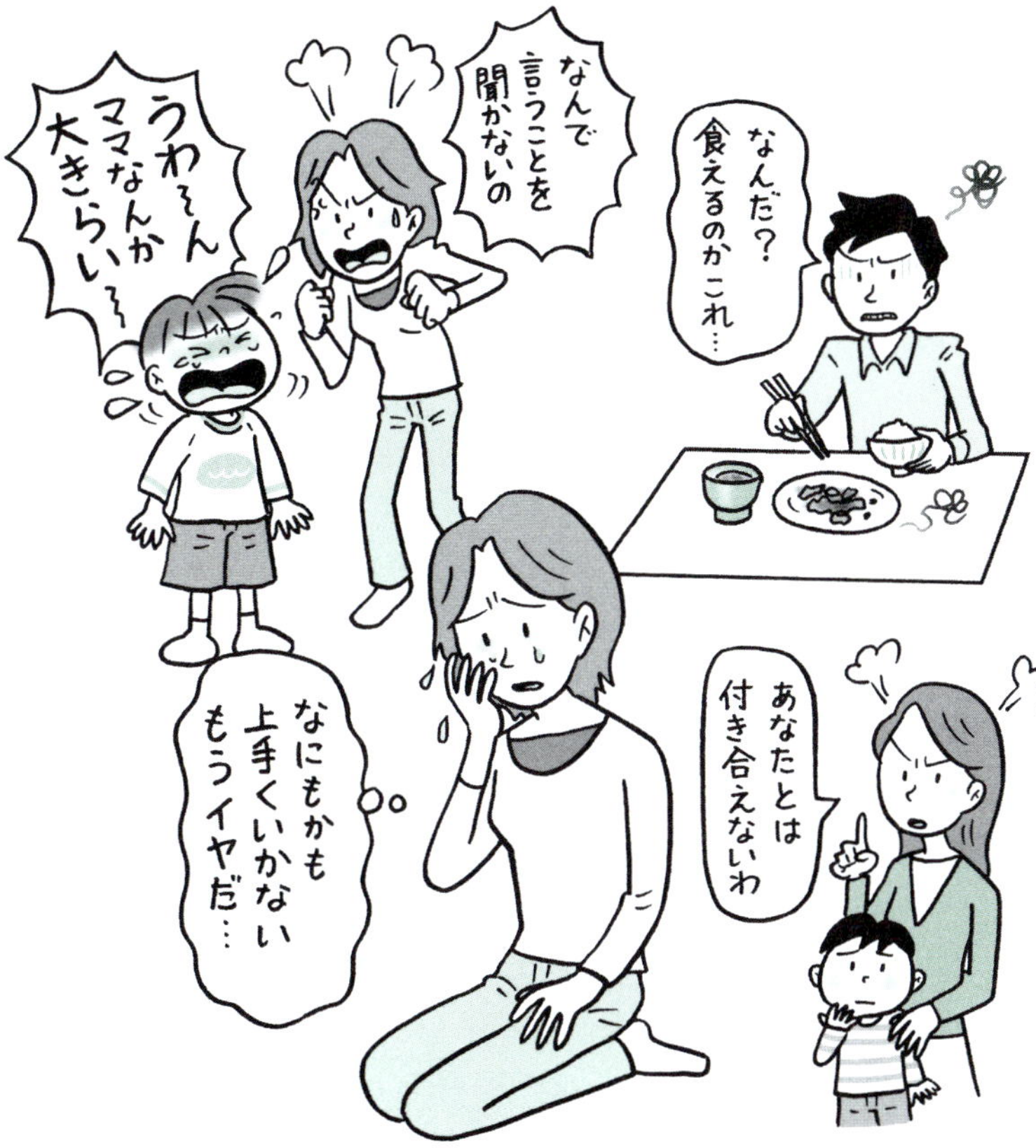
なんだ？
食えるのかこれ…
なんで
言うことを
聞かないの
うわ～ん
ママなんか
大きらい～
あなたとは
付き合えないわ
なにもかも
上手くいかない
もうイヤだ…

## ADHDの女性は不注意な発言が多い

ADHDの女性は、子どもの時から男性に比べて「多動性」「衝動性」の特性が目立ちません。しかし、「多動性」が「おしゃべり」に現れたり、「衝動性」が「移り気」や「つい、うっかり～」に現れる場合が多いようです。こうした特性は思春期前後から現れてきます。その結果、女性同士の会話で友人の秘密をつい「暴露」してしまうなどの不注意な発言や人の話に割り込んだりして周囲とトラブルになる場合があります。結婚して家庭に入ると料理や掃除など毎日の家事の一部分に注目したり、同時に2つのことができないので苦手だという女性も多いようです。感情コントロールも苦手なので、すぐに子供を叱ったり子育てが上手くいかずに悩む女性もいます。

# ADHDの人が起こしやすい代表的なトラブル—1

# 約束が守れない

「多動性」の特性から、集中力が長続きしないということも理解しましょう。細かい休憩など、一つひとつをルール化することも大事です。

## 優先順位がつけられない

### 1 約束の時間が守れない

仕事でもプライベートでも計画を立てることが苦手で、約束の時間ギリギリまで別の用事に取り掛かってしまい約束の時間を守れません。

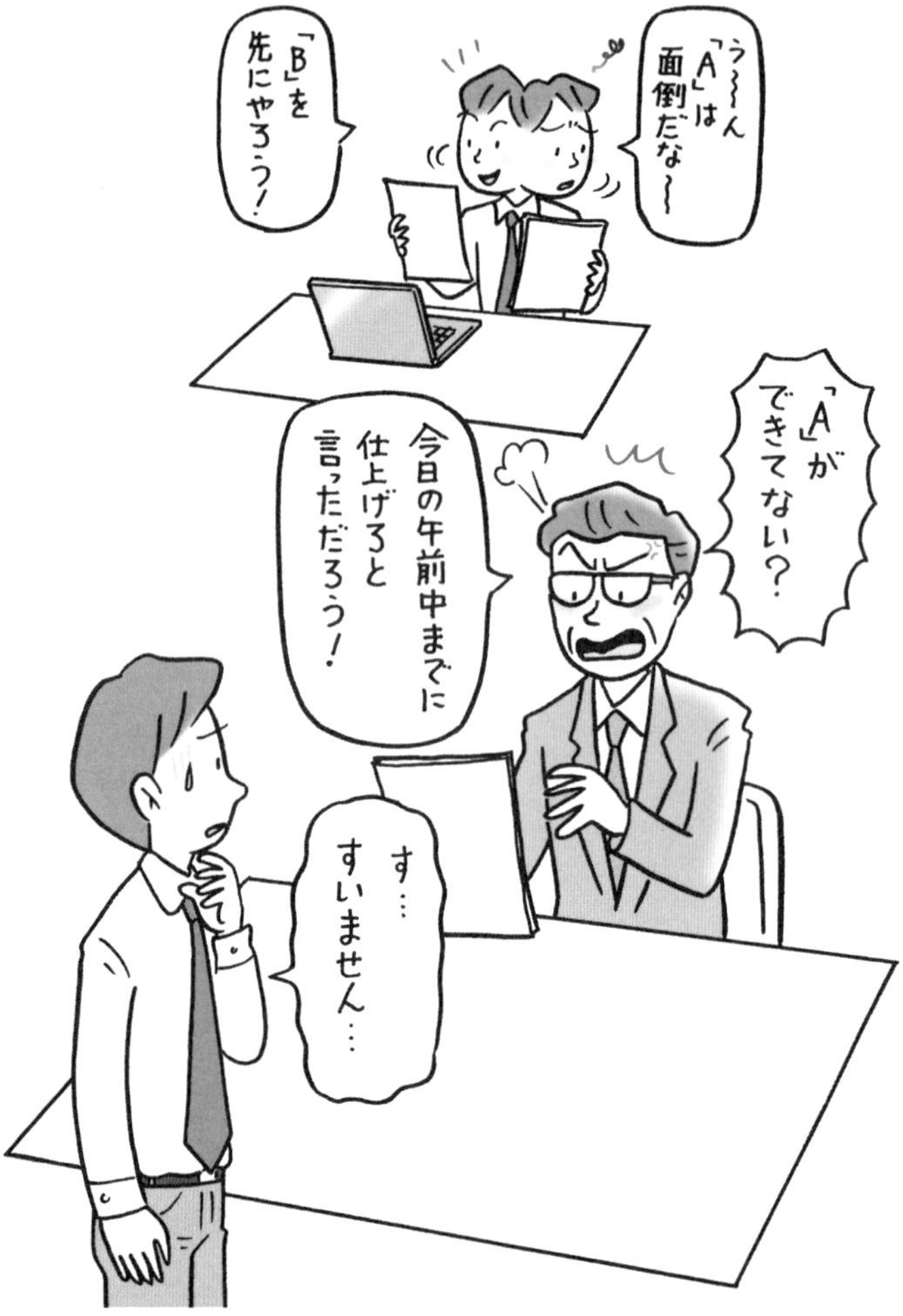
う〜ん「A」は面倒だな〜〜
「B」を先にやろう！
「A」ができてない？
今日の午前中までに仕上げると言っただろう！
す…すいません…

## 周囲の評価が大きく下がる

ADHDの人は、ものごとの優先順位をつけることが苦手です。こうした行動は「多動性」の特性によるものだと考えられています。

### サポートのポイント

ADHDの人に対しては、一度に多くのことを任せず一つずつクリアしていくようにクセをつけます。毎日同じような行動スケジュールにすることが基本です。

- 集中力が続く時間が長い場合は、細かく休息を取らせます。
- 仕事の進行状況を常に確認します。遅れている場合は、周囲がフォローできる体制を取ることも必要です。
- やることの優先順位をつけてあげます。ひとつクリアしたら褒めてあげることで、やる気がアップすることもあります。
- 次にやることが目で確認できるようにすることで、理解しやすくなる場合もあります。
- 約束の1時間前になったら別のことをしない、というようにルール化しておくことで時間を守れるようになる場合もあります

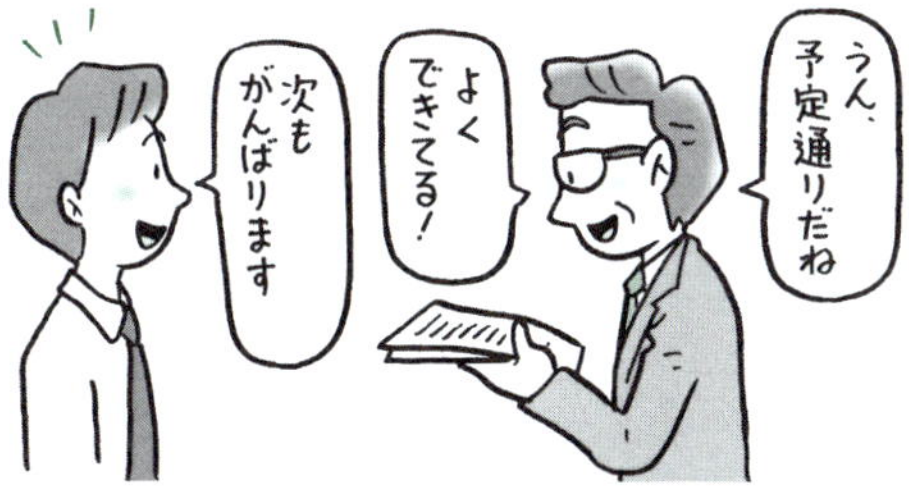
うん、予定通りだね
よくできてる!
次もがんばります

### トラブルが減らない場合は?

ADHDの人に対しては、叱るよりもほめることでがんばれる人もいます。優れたアイデアをほめて、「みんなで手分けしてやろう」という姿勢を見せることで実力を発揮する場合もあります。

## 2 取りかかるのが遅い

見込みが甘く、大事なことは後回し、予定の期日が迫るまでなかなか仕事に取りかかろうとしません。しかも同じような失敗を何度も繰り返してしまうこともあります。

## 3 段取りができない

取り組むべき課題がいくつもある時にどれから手をつけるのか、手順を考えて作業することが苦手です。自分の好きなことに没頭しすぎて、期日が迫っている仕事を後回しにしてしまうこともあります。

## 4 用事を詰め込みすぎる

あれもこれもと用事を詰め込みすぎて結果的に約束の時間に間に合わずにいつも遅刻してしまいます。

# ADHDの人が起こしやすい代表的なトラブル―❷

# 片付けが苦手

ADHDの人は、職場のデスクの上を整理したり自分の部屋をきちんと整理整頓することが苦手です。自分では片付けようと思っていてもどこから手をつけてよいのかわからなくなってしまいます。

## 計画が立てられない

### 1 やるべきことをすぐに忘れてしまう

ADHDの人は、目の前に見えたものや頭に浮かんだことに気をとられて、今やるべきことを忘れてしまう傾向にあります。職場ではデスクを整理しようと思っていた時に電話が鳴ると、すぐに別件のことで頭が一杯になってしまいます。

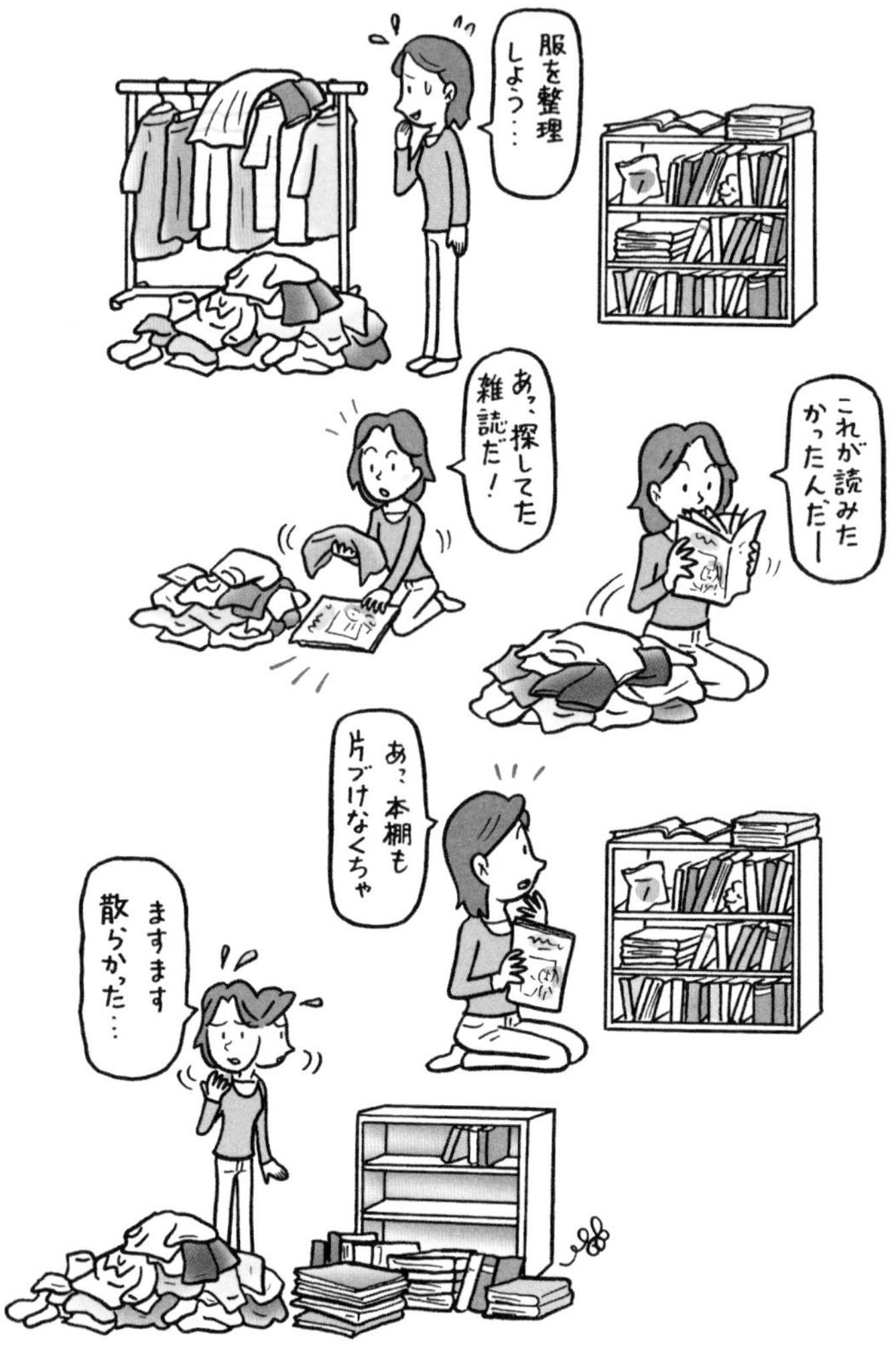
服を整理しよう…
あっ、探してた雑誌だ！
これが読みたかったんだー
あっ、本棚も片づけなくちゃ
ますます散らかった…

# だらしない人と思われる

ADHDの人は、特性のために計画を立てたり計画に沿ってものごとを進めていくことが苦手です。本人が自覚している場合は、「自分はダメな人間だ」と大きな劣等感を抱えている場合があります。

## サポートのポイント

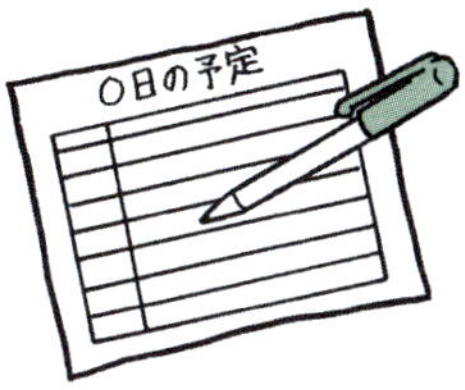


決め事やスケジュールなどは、一つずつクリアしていけるようにスケジュール表などを作って目で確認できるようにしましょう。

●掃除の日を決める。掃除は日曜日の午前中というように期日を決めて、必ず確認できるようにカレンダーに印をつけておきます。多少汚れても日曜日に行うと決めることで、気分的には楽になるはずです。

●一つの作業は短時間で終わるようにする。タイマーを用意して15分だけ片付けるように指示します。「できなくても明日また続きをすればよい」というように具体的に目標を決めます。

●机の上は目につくものから片付ける。あれもこれも片付けるのではなく目につくものから1カ所に集めます。時間のある時に集めたものを分類して収納します。

●食器の後片付けは、食後15分以内。食器洗いはテレビが見終わったらなどと先延ばしせず食べ終わったら15分以内にする、というように決めて洗います。毎日繰り返すことでクセづけになります。

### トラブルが減らない場合は？

一つの方法が失敗したからといって、本人を責めたりせずに別の方法を一緒に考えてあげましょう。そしてできたことは必ずほめてあげることで本人は自信が持てるようになるはずです。

### 2 一つのことに集中できない

ADHDの人は、何かをやっている最中に別のことが浮かぶと、そればかり気になってしまいます。例えば、片付けの最中にゲームが出てくるとゲームを始めてしまいます。その結果、片付けはいつまでも終わりません。

### 3 決め事を守ることが苦手

「片付け」とは、簡単にいえば食器は食器棚、衣類はタンス、おもちゃはおもちゃ箱にしまうという決め事です。ところが、ADHDの人は決め事が苦手です。決め事を決めても忘れてしまい、結局、すべてが中途半端になってしまうのです。誰が考えてもすぐ理解できる分けかたをします。

### 4 スケジュールが立てられない

ADHDの人は、スケジュールを立てて物事を進めることが苦手です。日曜日は掃除の日と決めても、新しい約束や興味があることが浮かぶとがまんできずに飛びついてしまいます。片付けが上手にできないことは本人も自覚していて、強い劣等感を持っている場合もあります。

# ADHDの人が起こしやすい代表的なトラブル―❸

# 毎日の家事が苦手

ADHDの女性は、職場では活発でさまざまなことにもチャレンジする人もいますが、一方で毎日の家事が苦手で苦痛という人も多いようです。

## 同じような作業、単純な作業ほど疲れる

### 1 モチベーションが持続しない

ADHDの人は、目新しいことにすぐに飛びつく積極性があります。一方で、毎日の同じ作業や単純な作業は苦手という傾向にあります。毎日同じことを繰り返す家事は、ADHDの人にとってモチベーションの持続が難しい作業といえるかもしれません。

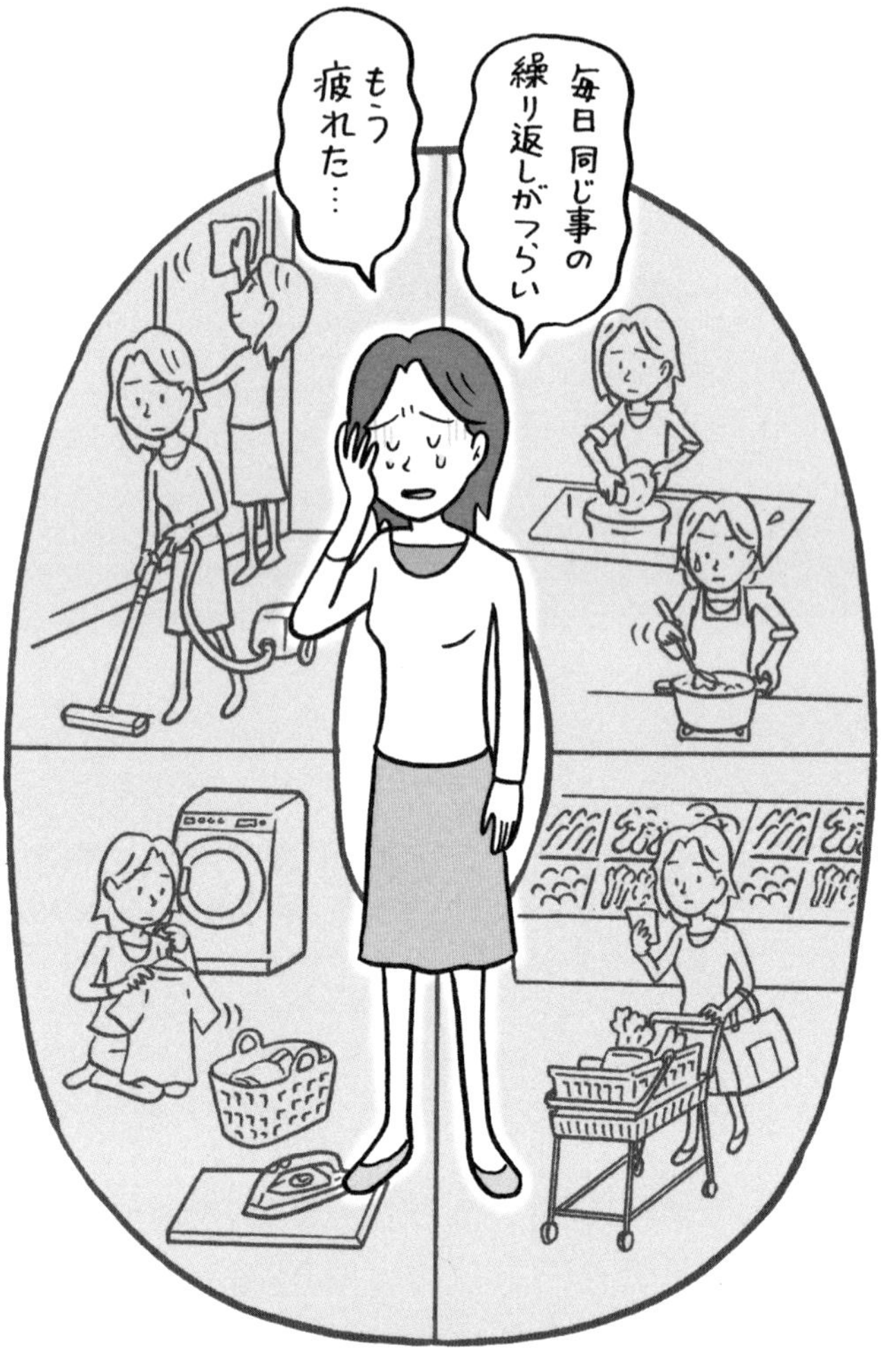

# 主婦失格と落ち込む

家事がうまくできないことで、「主婦失格」と自分を責めたり夫や家族からも責められ自信をなくしてしまいます。中にはうつ状態になってしまう人もいます。

## サポートのポイント

家事が苦手な妻に対しては、夫や家族が家事を分担したり積極的に手伝うことがサポートの基本です。

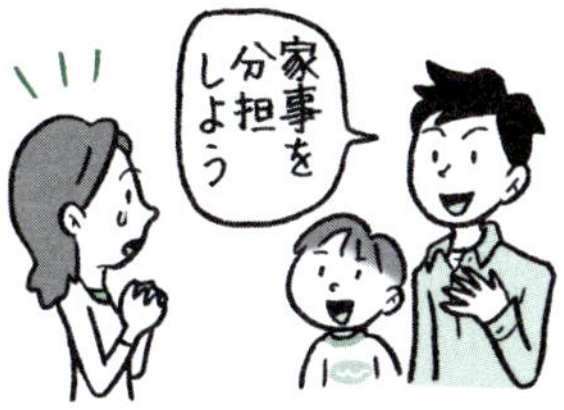


- 家事のスケジュールを作る。1日分のスケジュールと大まかな1週間分のスケジュールを作りましょう。新しい予定は、メモなどにしてスケジュール表に貼ります。スケジュール表には好きなことをやる時間を入れると、焦らずに次の家事に取りかかれます。

- 料理のメニューは一緒に考える。料理の献立が苦手な妻に対しては、1週間分のメニューをリクエストしたり一緒に考えることで妻の負担は減少します。外食日やインスタント食品の日なども入れるといいでしょう。

- 掃除など苦手な家事に対しては家族で分担。自分の部屋は自分で掃除をすると決めたり、洗濯物は夕食後にみんなで畳むといったようにルール化しましょう。

- 妻の休日を作る。月に1～2度、妻が家事を休める日を作ります。その日は夫や子どもが家事をし、妻にはゆっくり休んでもらえるようにすることで妻のストレスは大きく減少していくはずです。

### トラブルが減らない場合は？

妻のサポートをするとき、上から目線になったり、「お前ができないから手伝ってやる」といった態度は禁物です。家族みんなで楽しんで手伝っているということを伝えましょう。➡P80参照

### 2 日常生活がストレス

毎日行う家事は、適当に手を抜くことも必要です。ところが、ADHDの人は、上手に手を抜くことができません。例えば、食事に手をかけすぎると掃除を忘れたり他の家事まで手が回りません。毎日バランス良く家事をこなすことができず、大きなストレスを感じていることも多いのです。

### 3 日によって波がある

ADHDの人は、毎日同じようなリズムを保つことがなかなかできません。朝からものすごくがんばって家事に取り組んだかと思うと、翌日は疲れて何もしたくなくなってしまうこともあります。

### 4 苦手なことを先延ばししてしまう

ADHDの人は、苦手なことや嫌いなことは先延ばしにしてしまう傾向があります。例えば、掃除や家計簿などは先延ばしをしてしまいます。さらに、うっかり忘れてしまうこともよくあります。その結果、家族や夫から「ルーズなお母さん」と責められてしまうこともあります。

# ADHDの人が起こしやすい代表的なトラブル―④

# 金銭の管理が苦手

ADHDの人は、衝動性や不注意の特性から計画的に行動したりものごとを管理するということが苦手です。社会に出るとお金に関しても自分で管理する必要がありますが、好きなものを次々に買うなどトラブルになってしまうこともあります。

## 衝動買いや浪費でトラブルになる

### 1 衝動買い

ADHDの人は、衝動性の特性から感情のコントロールが苦手です。ショッピングに行くと、目に入ったものや欲しいものがまんできずに買ってしまいます。また、買ったものを忘れてしまい不要なものまで買ったり同じようなものをいくつも買ってしまう場合もあります。

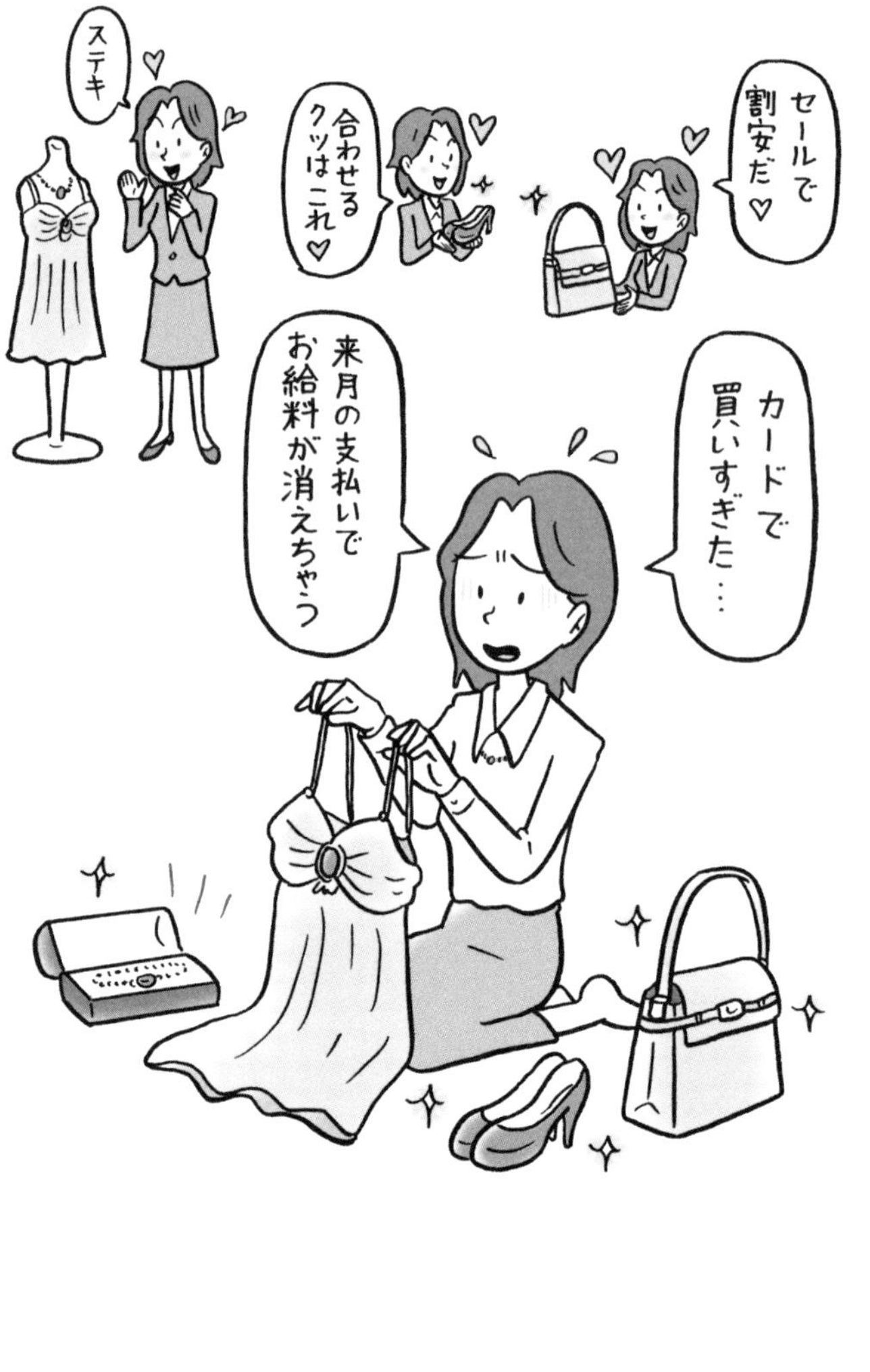

ステキ
合わせるクツはこれ♡
セールで割安だ♡
カードで買いすぎた…
来月の支払いでお給料が消えちゃう

## お金に関するトラブルが続く

ADHDの人は、衝動性や不注意の特性から計画的にお金を使ったり管理することが苦手です。お金があればあるだけ使ってしまい貯金が苦手です。お金を貯めて、いつかは家を……などと先のことを考えることができない人もいます。

### サポートのポイント

お金の管理は、社会人にとってとても重要なことです。現金は必要な分だけ持つようにしたり、1万円以上の買い物は相談するというようにルール化しましょう。

- ATMから1回に引き出す金額を決めておく。必要以上の現金を持ち歩かないことが基本です。
- クレジットカードで買い物をしない。現金の必要がないクレジットカードだとついつい買いすぎてしまいがちです。支払いは必ず現金でするようにしましょう。
- 欲しいものがあってもその日に買わない。どんなに欲しいと思ってもその場で買わずに1日考えて買うようにしましょう。
- 署名するときは、家族に相談する。「売買契約」「借金」「結婚・離婚」など自分の署名が必要な場合は、必ず家族や親しい人に相談するようにしましょう。

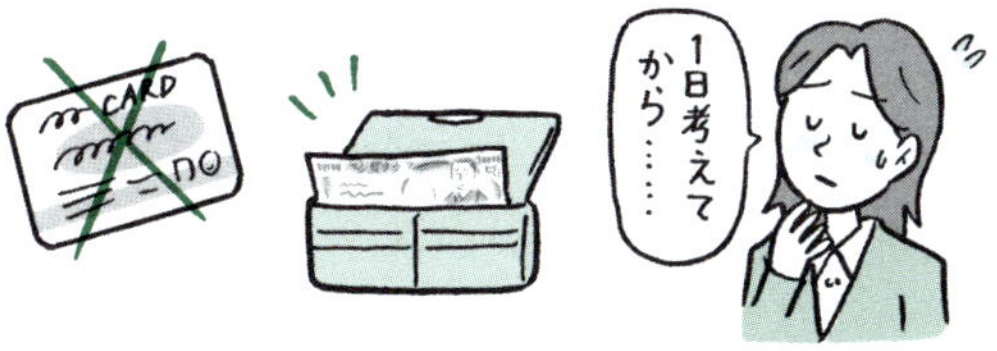


### トラブルが減らない場合は？

買い物依存症などのトラブルは、日頃のストレスや劣等感が原因となる場合もあります。日頃のストレスを上手に発散できるよう体調や生活のリズムを整えることで衝動買いや浪費が減る場合もあります。

### 2 浪費グセが治らない

お金がなくてもついつい買いすぎてしまうことがあります。クレジットカードの支払い限度を超えてしまったり、借金の返済が追いつかず多額のローンを抱えてしまう人もいます。

### 3 滞納を繰り返す

電気・水道代といった公共料金や税金などの支払い期日を忘れたり、お金を使いすぎて滞納してしまうことがあります。後で支払うお金のことまで考えが及ばずに何度も繰り返してしまいます。

### 4 契約書を読まずにサインする

とにかくすぐに自分のものにしたくて、無理なローン契約にもかかわらずに確認もせずにサインをして後で支払いに苦労してしまう人もいます。極端な場合は、返済能力を超えてしまい自己破産した人もいます。

同じようなトラブルでも原因が違う

# 似ているようで違う ASDとADHDの行動パターン

ＡＳＤ（アスペルガー症候群）とＡＤＨＤの人は、同じような人間関係のトラブルを起こしても、それぞれの特性によって認知のしかたが全く違います。

## 人間関係のトラブルでも原因が違う

ＡＳＤとＡＤＨＤの人は、同じような行動パターンを見せることがあっても特性によって原因は全く違います。ただし、二つの障害が合併していることもあるために厳密な線引きはできません。

ＡＳＤの人が人間関係のトラブルを起こすのは、コミュニケーションの特性と社会性の欠如という特性のためなのです。一方、ＡＤＨＤの人の場合は、衝動性や注意力の欠如という特性が作用するのです。つまり、ＡＳＤの人はミスをしても、何がミスなのか理解できない場合が多く、ＡＤＨＤの人はミスに気がついたときには、後の祭りという場合が多いのです。

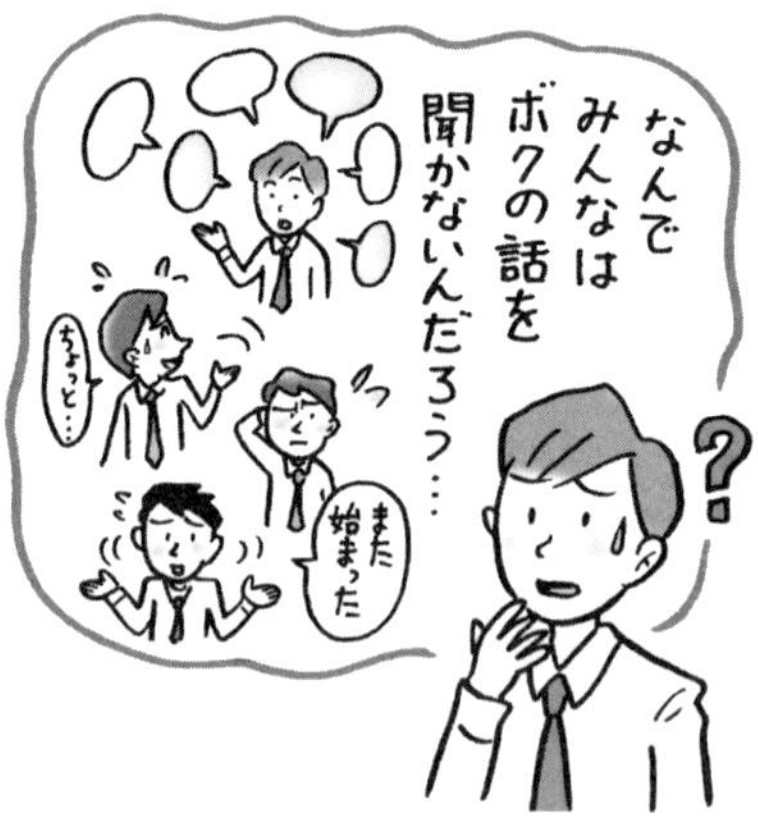
なんでみんなはボクの話を聞かないんだろう…
ちょっと…
また始まった

したがって、サポートをするときは障害の特性に合わせたサポートが必要になります。例えば、ＡＳＤの人と会話をするときは、あいまいな表現や冗談を言わずにわかりやすく簡潔に話すことが基本になります。ＡＤＨＤの人に対しては、余計なことを言わないようにあらかじめメモしておくようにクセをつけるようにサポートしましょう。

## 似ている部分も多いが両極端な特性もある

ＡＳＤの人は、毎日決まったよう

## ASD（アスペルガー症候群）とADHDの共通点と相違点

◎＝強い　○＝ある　△＝注意が必要　×＝ない

| | ASD | ADHD |
|---|---|---|
| 多動 | ○ その場の状況を理解できない時に動き回ったり大声をあげることもある | ○ 落ち着きがない |
| 不注意 | △ 偏りがある。関心があることには熱中するが関心がないものには集中しない | ○ 気が散りやすい。集中力が続かない |
| 衝動性 | ○ 状況が読めない時、自分勝手な行動をとることも | ○ 待つことができない |
| 対人関係 | ◎ 一方的な関わりや人の言うがままに動いてしまうなど、トラブルになる危険性が大きい | △ 思いつきで行動してしまうことが多く、自分勝手な人と思われトラブルになることもある。基本的に対人関係は理解できる |
| 会話 | ◎ 一方的な会話。比喩、冗談、あいまいな言い方が苦手 | △ おしゃべりや話題があっちこっちへ飛ぶ。信用されない場合もある |
| こだわり | ◎ 興味の幅が狭く深いが興味のあることには時間もお金も惜しまない | × 執着心がなく飽きっぽい |
| 感覚 | ○ 聴覚、視覚、触覚など感覚の極端な過敏さや鈍感さがある | △ 鈍感なことが多い |
| 不器用さ | ○ 姿勢が悪く、運動や細かい作業など不器用さが目立つ人もいる | △ 細かい作業が苦手 |

に行動することを好み、急な変化や環境の変化に対しては戸惑ってしまいます。逆にＡＤＨＤの人は、飽きっぽくて同じような作業が苦手で、目新しいことに飛びつくという特性があります。トラブルを回避するためには、本人の特性をよく理解することがより重要になってきます。

**●二つの障害が併存する人に対しては、専門家の指示に従ってサポートしましょう。**

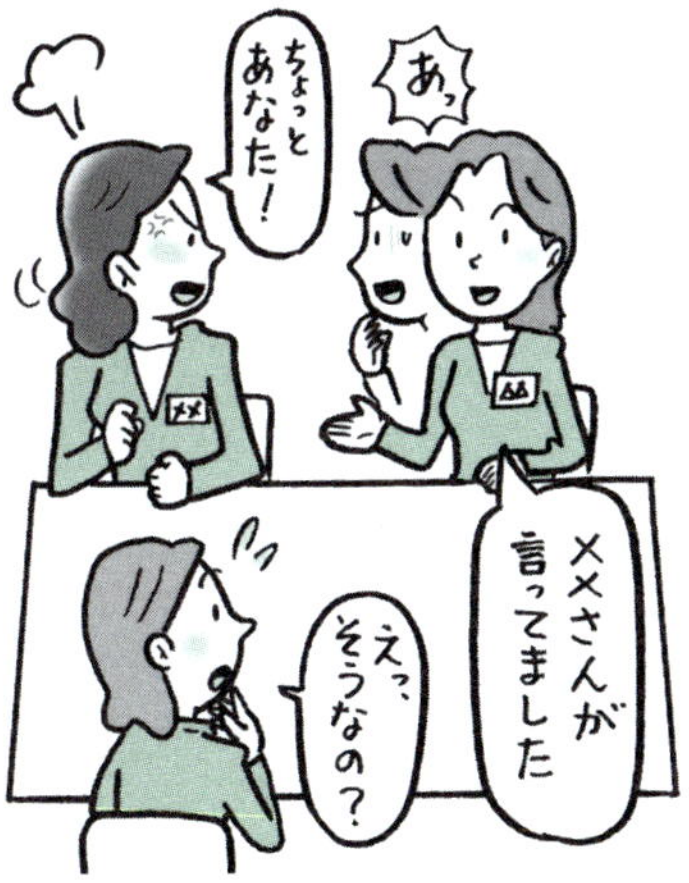
あっ
ちょっとあなた!
××さんが言ってました
えっ、そうなの?

解説

# 発達障害の方をサポートする人が、気をつけておきたいことは？

どんぐり発達クリニック　宮尾益知

## ＡＳＤは予習を　ＡＤＨＤは復習を　対策は特性に合わせて

発達障害とひと口にいっても、さまざまな種類がありますが、主に「ＡＳＤ（自閉症スペクトラム障害）」「ＡＤＨＤ（注意欠如／多動性障害）」「ＬＤ（学習障害）」の３つに分類されます。また１種類だけではなく、２種類、３種類が重なり合って併存している場合もあります。したがって、個々人の特性に合わせた対応が重要なのですが、ここでは対照的な２つの例を挙げて、説明したいと思います。

ＡＳＤの方は、想像することが苦手で、教わったことしかできない、融通がきかないといった特性があります。言われたことを表面的に受け取りやすく、決まった順序やルールにこだわり、急に予定が変わるとパニックを起こすことがあります。

例えば、Ａというコンビニでいつも○○を買っている場合、たまたま売り切れていた時に、Ａではなく近くのＢというコンビニに行って買ってくるということができません。でも、Ｂというコンビニでの買い物の仕方を教えれば、次からはＢというコンビニでも買い物をすることができます。コンビニはどこでも同じようなものだから、買い物くらいできるだろうと思うかもしれませんが、彼らは物事を概念化することが苦手なのです。だから、一見、同じようなケースに思えることも、一つひとつ予習して覚えていく必要があります。

一方、ＡＤＨＤの方は、考える前に行動してしまうという特性があります。集中力がなく、じっとしていることが苦手で、よく考えずに行動して失敗してしまうことがあります。

ＡＳＤの方には予習が必要であれば、ＡＤＨＤの方には復習が重要です。失敗してもそれを責めずに、後から復習させることで、次からはうまくできるようになるのです。

## 面と向かって話すより横に並んでボソッとつぶやく方がいい

ＡＳＤの特性のある方に対しては、アドバイスをする時に、気をつけてほしい点があります。それは、面と向かって「○○した方がいい」「そんなこともわからないのか」などと決めつけるように言ってはいけないということです。彼らは「圧力をかけられた」と思うようなことがとても嫌いです。一度、否定的に評価されていると感じると、相手のことを「敵」とみなし、何を言われても「文句」や「非難」と捉えてしまいます。

顔を見ながら相手の感情を読み取ることが苦手なので、1対1で向き合って話すよりも、横に並んで、一緒に対象となるものを見ながら話をするというのがよいでしょう。例えば、スケジュール表や図などを見ながら説明すると、緊張せずに理解してもらいやすくなります。

言い方のコツとしては、アドバイスをするというよりは、「私だったら、こうするな」とボソッとつぶやくような言い方が良いでしょう。例えて言うなら、クイズ番組を一緒に見ながら、ヒントとなるようなことを、ボソッとつぶやくといった感じです。「いいことを聞いた。もうけた、得した」と思えば、彼らは不思議なほど素直に受け入れ実践します。自分の得にならないことを強制されることには、非常に苦痛を感じますが、社会的な評価や経済的なメリットがあるとわかれば行動するのです。「○○すれば、あなたが得するよ」といったような言い方も効果的です。抽象的な言葉や漠然とした言い方は理解しにくいので、具体的なカタチで伝えることが重要です。

COLUMN 3

### 身につけたい生活習慣−③

# 時間の感覚を身につける

## 15分の遅刻は許す気持ちが大事

ASDの人は、自分のルールを厳格に守りがちです。時間についても厳格で、時間通りに進まないとイライラしたり大声をあげてしまう場合もあります。時間を守ることは、大人として大事なことですが、あまりに厳格すぎるとトラブルになってしまう場合があります。

約束に1分遅れただけで、相手を許せないと激怒してしまう人もいますが、相手には遅れた理由があるはずです。電車が遅れることもあるでしょうし、1分程度であれば、時計が遅れていただけなのかもしれません。15分程度の遅れであれば、許してあげることを学びましょう。

## 携帯電話の機能を使ってスケジュールの管理

最近の携帯電話（スマートフォン）には、スケジュール管理ができる機能が付いています。パソコンなどと連動する携帯電話もあるので、上手に活用して毎日のスケジュールや時間の管理をしておくといいでしょう。

### 時間に対するトラブルを防ぐために覚えたいこと

◆基本的に約束の時間は守る

◆遅れた場合は、まず謝る
（理由は誤った後に言う）

◆15分程度の遅れは、許容範囲とする

◆相手が遅れてきた場合は、
急に怒らないで理由を聞く

◆携帯電話や時計のアラーム機能を利用して、
時間のチェックをする

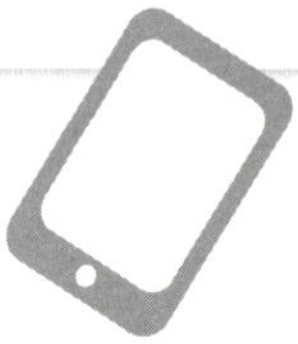

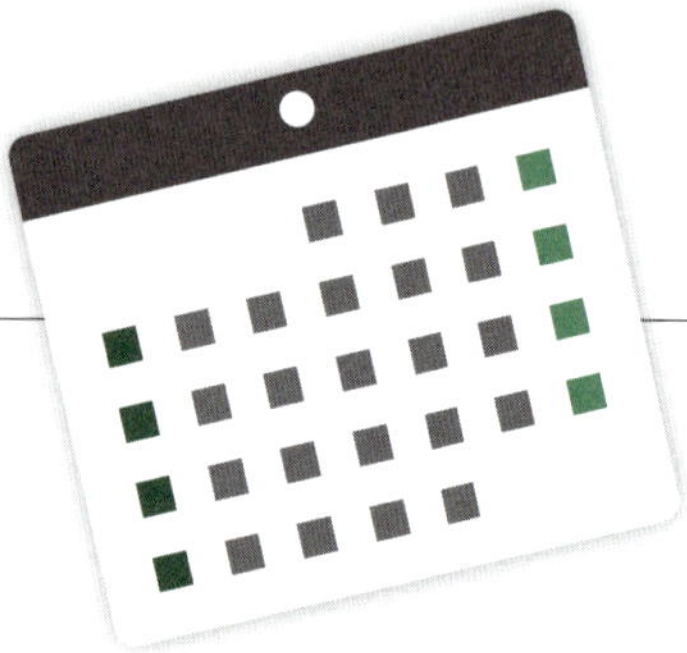

# 第4章

# 日常生活のトラブルと対応策

## 交友・恋愛編

発達障害の特性から交友関係や恋愛関係において、さまざまなトラブルが起きる場合があります。友だちとの問題や恋愛問題などの代表的なトラブルと対応策について紹介していきます。

# 人間関係を結ぶ難しさがある
# 〝適切な〟友人関係って何？

社会人になると、交友関係も深く複雑になってきます。しかし、特性のために適切な交友関係が築くことができずに悩んでいる場合もあります

## なぜか友だちができない、つくれない

日本では小学校に入学すると、「お友だちをたくさんつくりましょう」「お友だちと仲良くしましょう」と教えられます。そうした影響からか大人になっても友人はたくさんいるべきだといったような社会の風潮があります。

しかし、特性のある人にとっては、人と話すよりも一人の方が落ち着いて過ごせるという人もいます。

こういう人は、職場でもみんなと昼食を取ることが大きなストレスと感じてしまいます。それよりも一人で

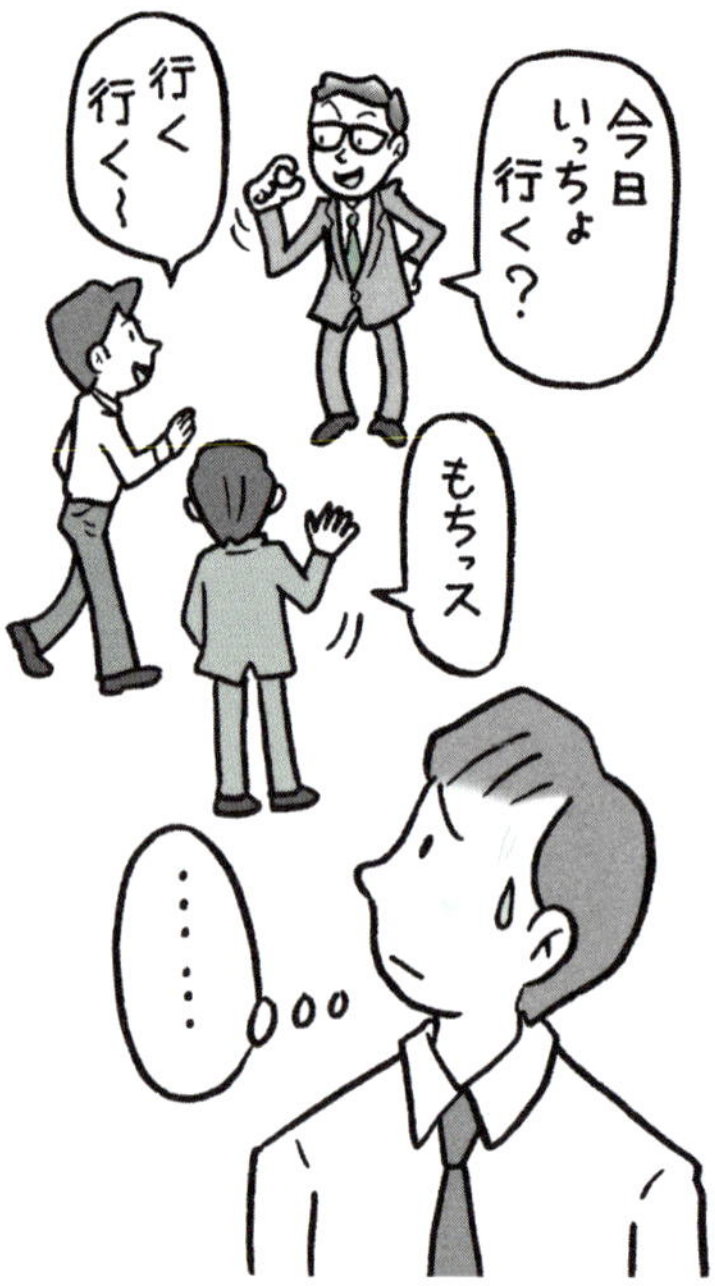


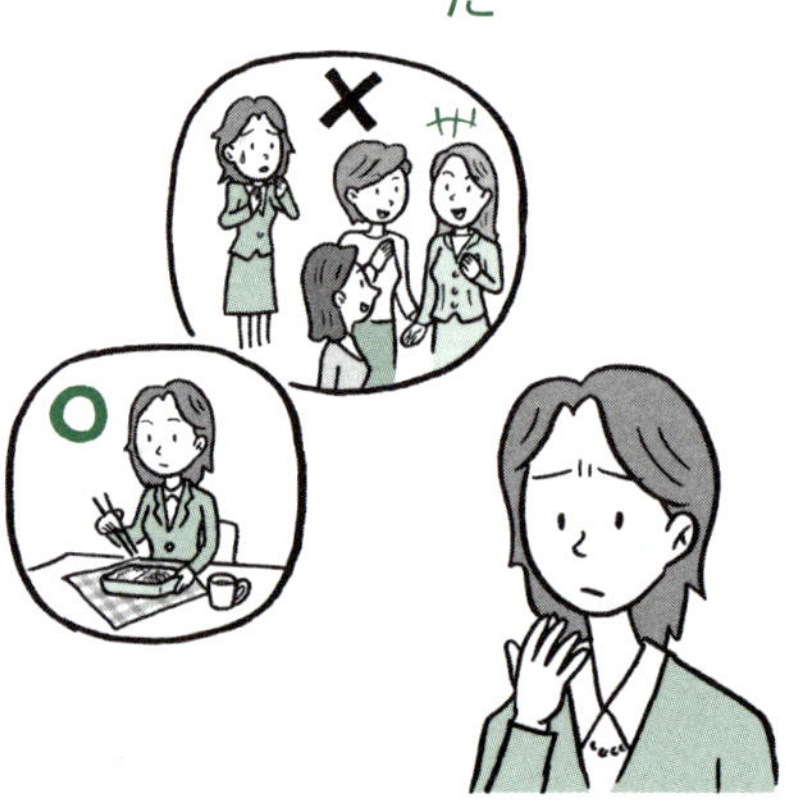


### 友人との間でトラブルになる理由

**◆ ASD（アスペルガー症候群）の場合**

- こだわりが強い
- 自分の興味があること以外に関心がない
- 話の全体像よりも細部にこだわってしまう
- 基本的にマイペースで、他人の言動に興味がない
- 社交のマナーがわからない
- 暗黙の了解がわかっていない
- 空気が読めない
- グループへの帰属意識がうすく、自分のことを優先してしまう
- 人の表情を読むことが苦手
- 暗黙の了解や冗談、皮肉など言外の意味を推察することが苦手
- 口調や態度から相手の気持ちを読むといった言葉ではない「非言語的」なコミュニケーションを苦手とする特性がある

食べた方が落ち着いて過ごせるのです。

　大人になると、会話や仲間意識（会社への帰属意識）が一層複雑になります。ASD（アスペルガー症候群）の人は、「社会性」や「コミュニケーション」の未熟さから友だちのつくり方や適切な交友関係を築きにくい場合があります。とはいえ、友だちがいらないと思っているわけではありません。

　大人になっても友だちができないのは、「自分が悪いからだ」と劣等感を持ったり、職場内で友だちができないのは誰かが邪魔しているからだと、被害者意識を持ってしまうこともあります。

## 友人の「数」より「質」が大事な理由

「職場では友だちはいるの？」「友だちはできたの？」と声をかけることが本人にとっては大きなプレッシャーになってしまう場合があります。苦手な交友関係を築くよりも、好きな趣味などを認めてあげることで落ち着いてくることがあります。

　また、特性のある人は、自己中心になったり、反対になんでも人のいいなりに動いてしまう場合があります。本人の特性を理解しサポートできる人であれば一人でもまったく問題ないはずです。

### ココ！ サポートのポイントは

- 個性を尊重する
- 理解してくれる友人なら少数でも良い
- 会話のマナーを覚える ⬇P64参照

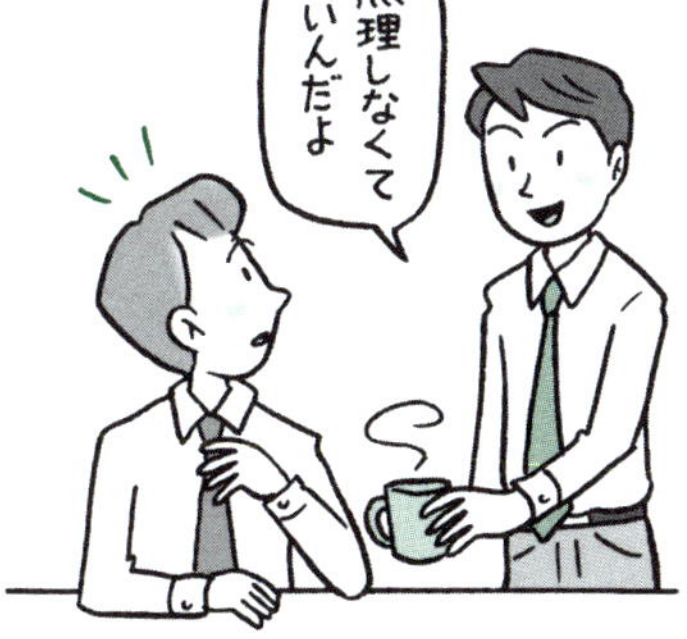


### 友人との間でトラブルになる理由

◆ADHDの場合

- 思いつきで行動してしまう
- 約束しても自分のことを優先してしまう
- 気配りができない
- 人の話に割り込んで話す
- しゃべり過ぎる
- 会話の内容が変わっても気づかずに的外れなことを言ったり、したりする
- 約束を守れない
- 友人同士の秘密をつい話してしまう

会話のスキルを上げよう①

# あいさつとお礼を覚える

ASDの人は、社会性の乏しさから円満な人間関係に欠かせないあいさつやお礼を言えずにトラブルになってしまう場合があります。

## あいさつやお礼のタイミングがわからない

円滑な交友関係を続けていくためには、「あいさつ」「お礼」「謝罪」「社交辞令」などは欠かせません。しかし、ASDの人はこのような一言が言えない場合も多いのです。これは、社会性の乏しさにより、いつ、どこで言えばいいのかわからないということもあります。

友人が遅刻した時は必要以上に怒るのに、自分が遅刻した場合は、（自分なりの理由があるので）平然として謝罪もしません。また、職場などでは、先輩や同僚から手伝ってもらっても「ありがとうございます」とお礼の言葉も言わずに、平然と自分の作業に没頭しているということもあります。このような特性のために、周囲の誤解を招いてしまい、なかなか円滑な人間関係を築いていけません。

本人に悪気はないのですが、社会性やコミュニケーションの乏しさから、その場に合わせた礼儀やマナー

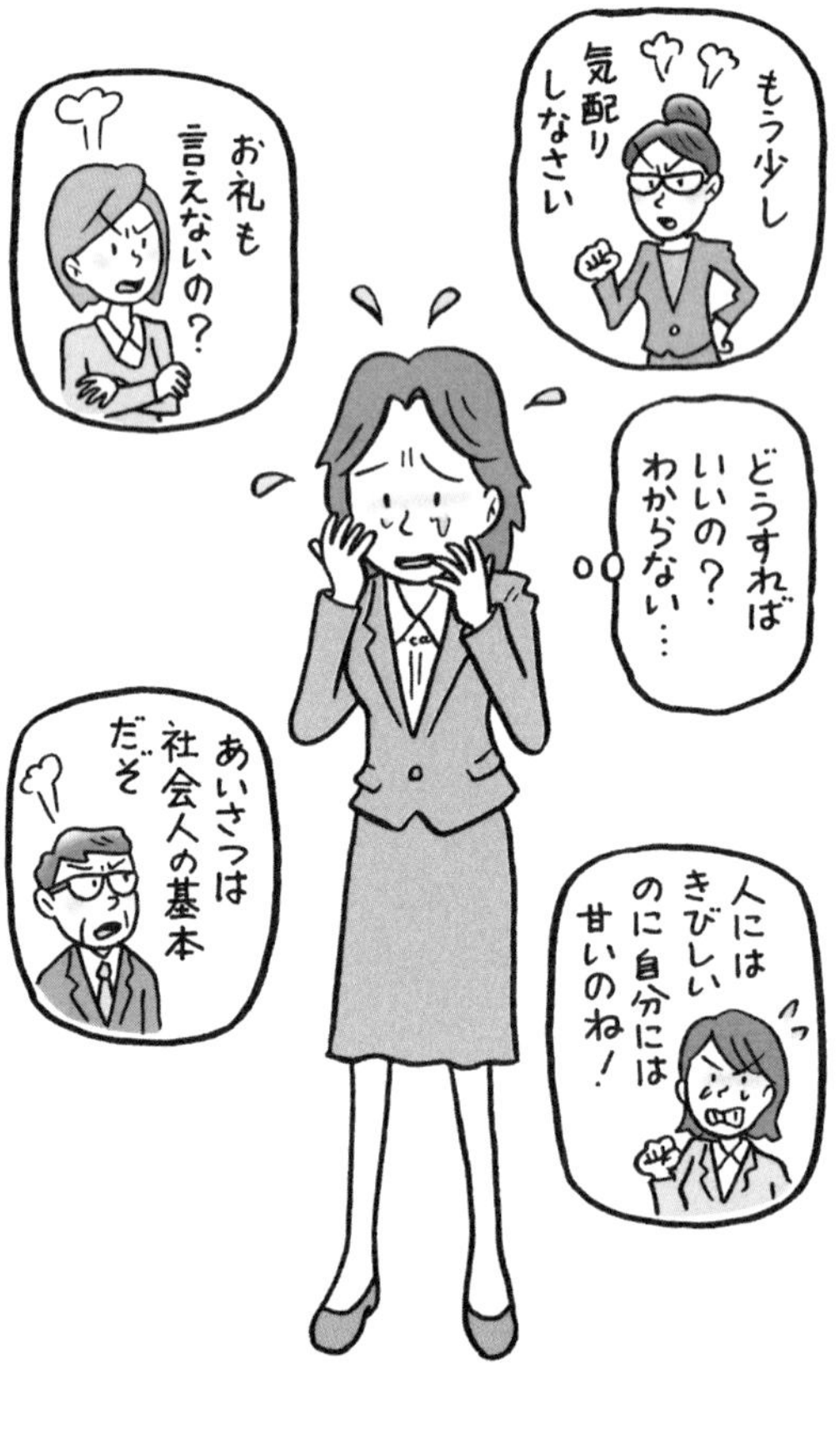
もう少し気配りしなさい
お礼も言えないの？
どうすればいいの？わからない…
あいさつは社会人の基本だぞ
人にはきびしいのに自分には甘いのね！

が身についていかったり、お礼や謝罪を言うタイミングがわからないという人もいます。

## 相手によって言葉使いを変えられない

社会人になれば、友人や職場の関係者など交友関係が大きく広がってきます。しかし、ＡＳＤの人は、相手や状況によって言葉を使い分けることが難しい場合があります。上司に友人のような言葉使いをして叱られたり、社外で仕事の関係者に会ってもあいさつせずに後で上司から叱られても何のことかわからず、社内でトラブルになってしまう場合もあります。

ＡＳＤの人は、人間関係でトラブルが起きても自分には悪意はないと思っていることも多く、友人から注意されたり叱られると激しく反発してしまうこともあります。その結果、友人や仲間から孤立してしまうのです。また、職場で人間関係のトラブルが続くと、退職してしまう場合もあります。

### 会話のマナーは、習慣として覚える

**人間関係や状況に合わせて「なぜ」そうするのかという意味を教えるより、「ルール」として使えるようにしましょう**

**●あいさつ**

・あいさつは自分からするように心がける
・知り合いにあったら軽く会釈する
・出社や退社のあいさつは、場所を決めて声に出して言う

**●お礼や感謝を表す**

・手伝ってもらったらお礼をいう
・お土産や贈り物をもらったら、すぐにお礼をいう（たとえ気に入らなくともお礼をいう）
・お礼を言う時は、声に出していう

**●頼み事をする時**

・「～をお願いできますか」と、相手の都合を聞く
・頼み事を聞いてもらったら、お礼をいう
・相手が仕事中の時や、忙しい時は避ける
・メールを利用する

**●相手を思いやる**

・初対面の人の顔をジロジロ見ない
・相手が時計を見たり、時間を気にしたら話をやめる
・相手の表情や態度が変わったら、自分が何かしてしまったか、思い切って聞いてみてもよい

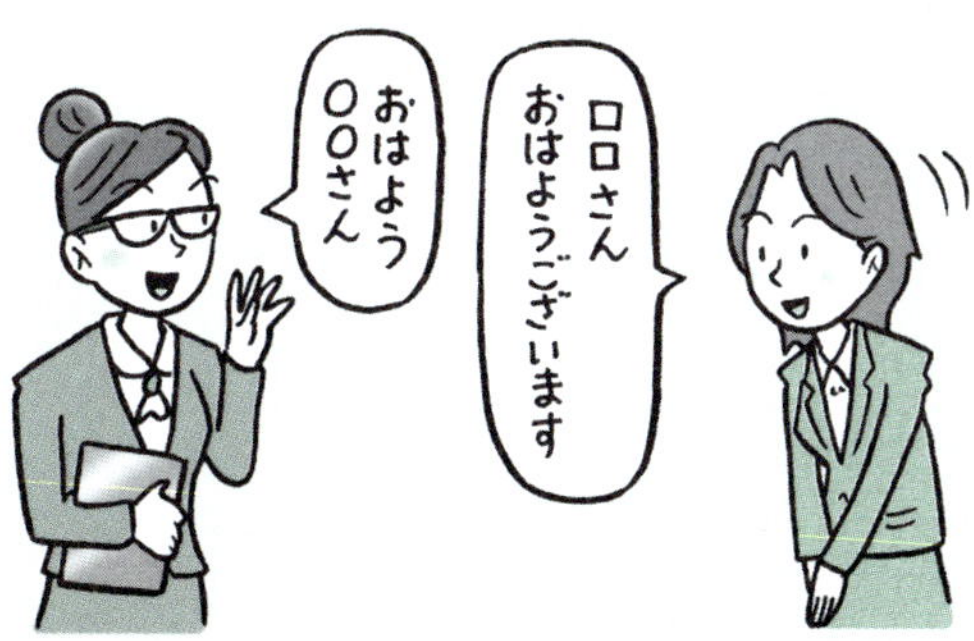

# ジョークやお世辞がわからない

ASDの人は、ジョークやお世辞の意味がわからずに誤解したり人の悪意に気がつかず、だまされてしまう場合があります。

## 会話が弾まない理由がある

友人同士の会話が弾むのは、ジョークを言ったり、からかったり文字だけでは伝わらないその場の雰囲気があるからです。同じ言葉でも状況やニュアンスによって意味は変わります。ところがASDの人は、その場の雰囲気や「暗黙の了解」がわからないために誤解したり全く意味が通じないことを話してしまう場合があります。

例えば、「こんなに暑いと人間も溶けちゃうよ」といったことに対して「人間は溶けないよ」と返事をして、相手に呆れられても、なぜ相手が呆れたのかわからず、周囲に笑われてもその意味が理解できません。こうしたことが続けば、「変な人」と思われて円滑な交友関係は築けないないでしょう。

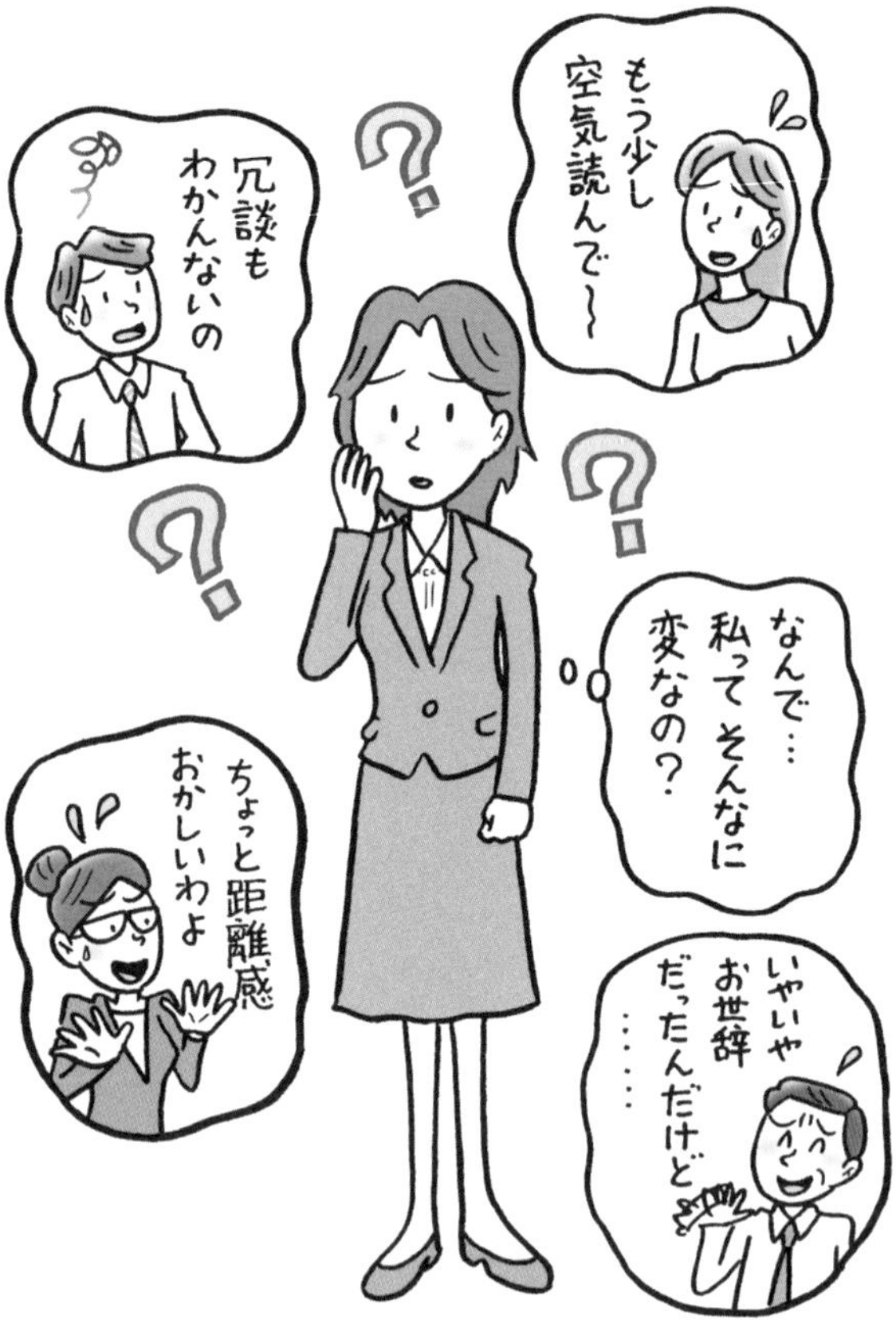
もう少し空気読んで〜
冗談もわかんないの
なんで…私ってそんなに変なの？
いやいやお世辞だったんだけど……
ちょっと距離感おかしいわよ

## 相手との適切な距離感がわからない

会話をするときは、相手との距離感が大事になります。家族など親しい人とは距離感が近くなりますが、仕事関係の人との場合は、少し離れて話します。

ところが、ＡＳＤの人は自分と他人との距離感がわからないという人も多いのです。適切な距離感というのは、前や横では、片手を伸ばした距離といわれています。向かい合って座る時は、ひざ頭が当たるか当たらないかの距離。横に並んで座る時はひざとひざが触れ合わない距離が適切な距離になります。

ＡＳＤの人に対しては、このような距離感を教えてあげないと他人に近づきすぎてしまうことが多いので、具体的に注意してあげましょう。また、目を合わせて話すことも苦手なので、正面で話すときは、目を見て話すようにクセをつけてあげる必要もあります。

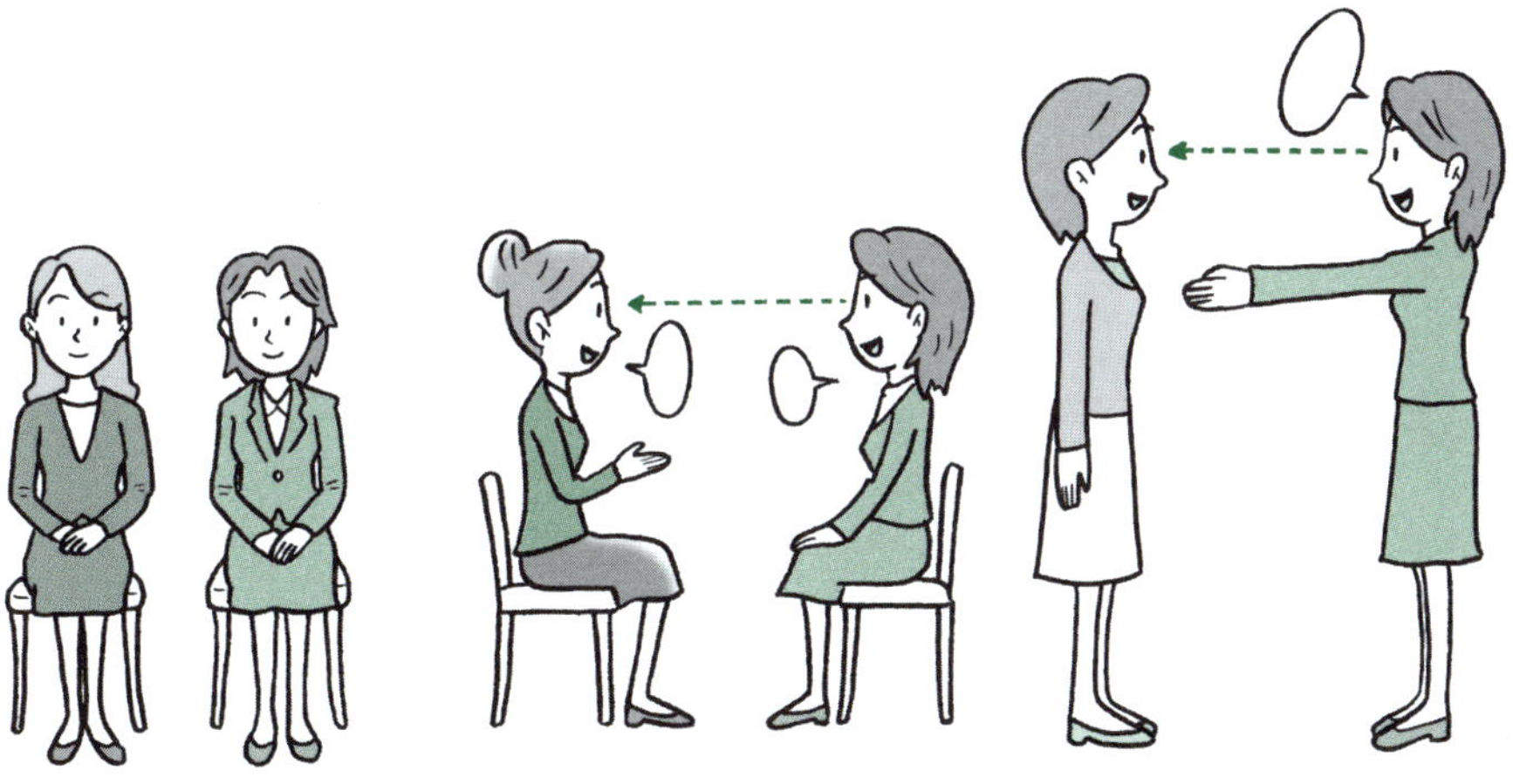

ただし、人によって相手の表情を読もうと相手の顔をナメるように見てしまい、「気持ち悪い」と思われてしまう場合もあります。本人は相手の表情を読もうとしているだけで悪気はないので、注意をすれば少しずつ直ってくるはずです。

### ASD の人が苦手な会話

**ジョークが通じない**

相手のジョークが理解できない場合がります。そのために誤解したり、トンチンカンな受け答えをしてしまうこともあります。

**お世辞を見抜けない**

異性から言われたお世辞を言葉のままに受け取り好意と誤解してつきまとってしまう場合があります。

**言葉を真に受ける**

相手の言葉通りに受け取り、素直に信じてしまうことがあります。悪意を見抜けず、だまされてしまう場合もあります。

会話のスキルを上げよう③

# おしゃべり、不注意発言が止まらない

大人のＡＤＨＤの女性は、おしゃべりや不注意な発言など会話のミスが目立ち、周囲から孤立してしまう場合があります。

## 悪気はないのに同性に嫌われてしまう

ＡＤＨＤの女性は、特性の現れ方が男性と違う場合があります。「多動性」がおしゃべりとして目立ったり、「不注意」が、会話中の「つい～」に出てしまうことがあります。その結果、本人に悪気はなくとも同性に嫌われて女性同士のグループや職場内で孤立してしまう場合があります。

一方的な会話や態度をとってしまうのは「多動性」や「衝動性」から来る行動だと考えられます。ＡＤＨＤの人は、アスペルガー症候群の人と

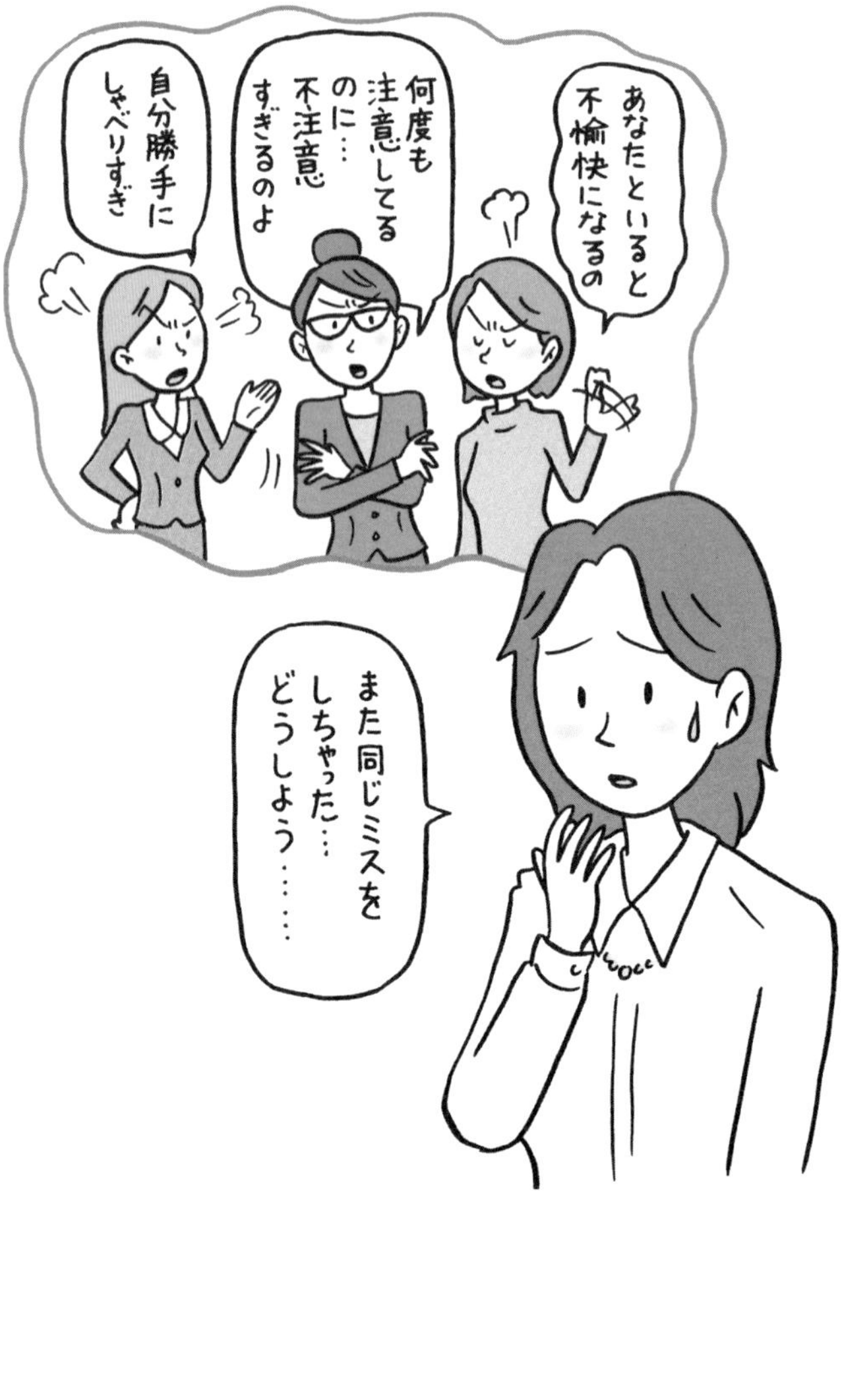

あなたといると不愉快になるの
何度も注意してるのに…不注意すぎるのよ
自分勝手にしゃべりすぎ
また同じミスをしちゃった…どうしよう……

## ADHDの女性に見られる会話の特性

### ❶おしゃべり

極端なおしゃべりで悪気はなくとも人の欠点や口止めされている他人の秘密など、ついうっかり話してしまう

### ❷人の話に割り込む

他人が話していても割り込んで自分の話をしたり、相手が話し終える前に話し出してしまう

### ❸的外れな会話をする

聞かれたことと関係のない話をしてしまう

### ❹仕切りたがる

自分の言いたいことや考え方を押し付けようとして、その場を仕切りたがる

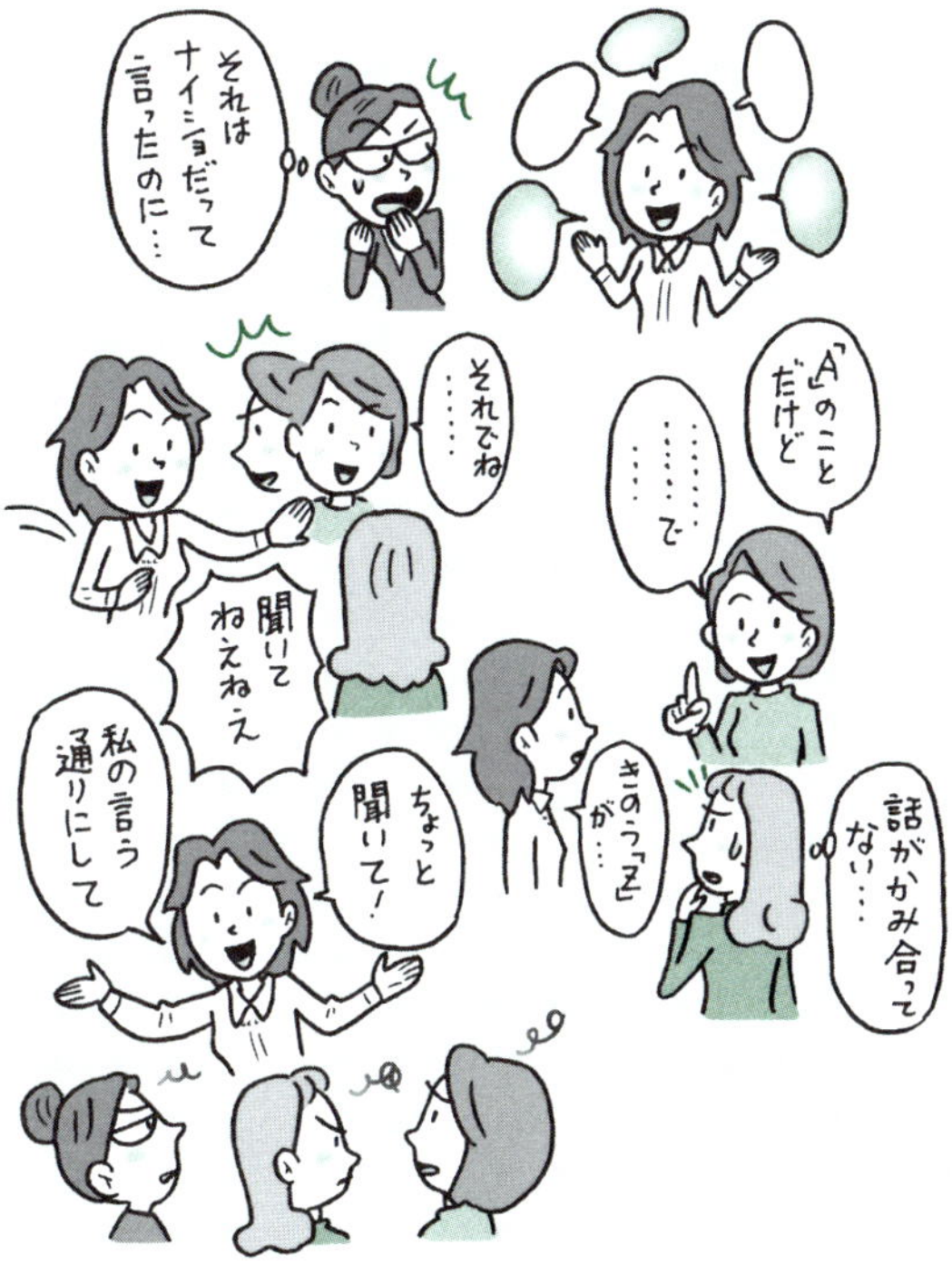
それはナイショだって言ったのに…
それでね……
「A」のことだけど
……で
聞いてねえねえ
私の言う通りにして
ちょっと聞いて!
きのう「Z」が…
話がかみ合ってない…

違って、周囲の反応や会話のミスに気がつくことはできるのですが、また同じようなミスをしてしまいがちです。

こうした会話のミスを防ぐためには、周囲に特性を理解してもらうことが基本になります。その上で、あらかじめ話す内容をメモしておくことや会話の「暴走」を止める「ブレーキ役」の友人を見つけることでミスは大きく減ってくるはずです。

### 会話における ADHDとASDの違い

ADHDの人は、相手の気持ちをわかっていても「つい〜」でミスをしてしまいます。それに対してASD（アスペルガー症候群）の人の場合は、相手の状況や気持ちがわからずミスをしてしまい、相手がなぜ怒っているのか理解できない場合もあります。

恋愛のトラブル①

# 異性との付き合いが長続きしない

特性のために、相手の気持ちが読み取れずに気持ちや行動が一方通行になってしまい、異性との交際が長続きしません。

## 状況を読めずに失敗することも

人とのつきあいが苦手なＡＳＤの人も年頃になれば恋人が欲しくなります。とはいえ、せっかく恋人ができてもなかなか長続きしない場合があります。恋人同士は、たわいのない話も楽しいものです。

しかし、ＡＳＤの人はコミュニケーションの特性から自分の好きなことだけを一方的に話したり、状況を読めずに関係ないことを話し出してしまいます。相手からすれば、「何を言っているの」と不満をぶつけたくなるでしょう。ところが、本人には何が不満なのか理解できない場合もあります。

「私の気持ちを考えて」と訴えても、人の気持ちを読むことが苦手なために、「他人の気持ちがわかるわけがない」と思うのです。たとえ悪気はなくても、こうした態度をとってしまえば、関係は長続きしません。

**恋愛のトラブル→【会話】**

- 一方的な会話
- 状況を無視した会話
- たわいのない会話ができない
- 相手の言い分を聞かない
- （受け身で）自分の気持ちを言わない

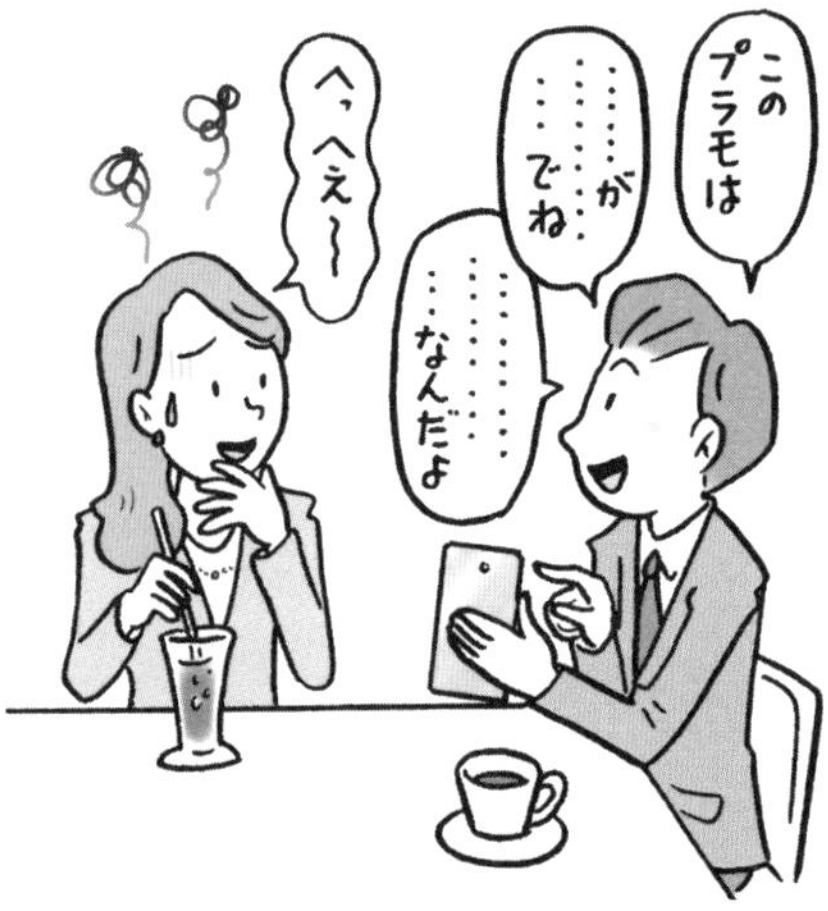


## 友だちには恋人がいるので、自分も……

ＡＳＤの人の中には、周囲の友だちには恋人がいるのに、自分に恋人がいないのはおかしいのかも……と思う人もいます。その結果、恋人を作る特別な方法があるのではと思って、友だちに聞き回るという人もいます。

また、女性に多いのは特別に好きな男性でもないのに、誘われるままに付き合ってしまうパターンです。女性の場合、自分から働きかけなくても相手の言う通りにしていれば、男性が喜んでくれるので、言いなりになってしまいます。相手の言葉を真に受けて次々に付き合う男性を変えて、「浮気な人」などと言われてしまう場合もあります。

### 恋愛のトラブル→【誤解を与えてしまう行動】

- 状況や場面に関係なく好意を持ってしまう
- 異性の顔・胸・足などをジッと見る
- 異性と距離をとらず、体が触れる
- 相手の言いなりになってしまう
- 次々と付き合う相手を変える

## 羞恥心が持てずに異性に嫌われる!?

ASDの人の中には、羞恥心が十分育っていないために異性とトラブルになってしまう場合もあります。

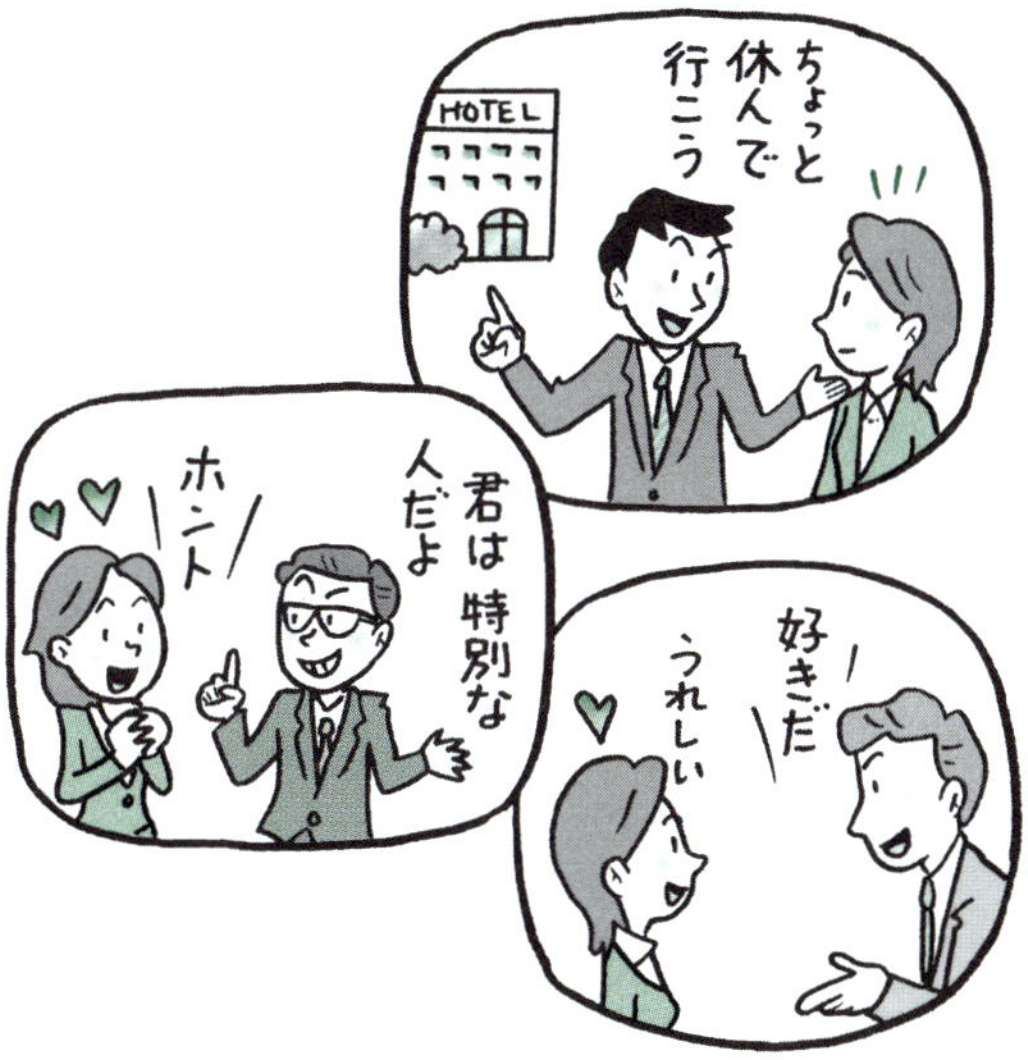
HOTEL
ちょっと休んで行こう
君は特別な人だよ
ホント
好きだ
うれしい

### 恋愛のトラブル→【羞恥心の欠如】

- 人前で股間をさわる
- 人前で着替える
- 状況や場面に関係なく恋愛や性的な話題を話す
- 職場にも露出度の高い服を着て出社する
- 異性の持ち物に強い興味を持ち、さわったり持ってきてしまう

例えば、大人になっても人前で股間をさわったり、性的なことを大声で言っても恥ずかしいことだと思わないのです。また、気になる異性の顔・胸・足などをジッと見るという人もいます。学校や職場でこんな態度をとれば、周囲から「危ない人」と敬遠されてしまうでしょう。「恥ずかしいこと」とは何かを説明することも必要ですが、社会的なルールとして明確に教える必要があります。具体的にどのように行動すれば良いのかを示すことがサポートにつながります。

## 恋愛のトラブル②

# 食事のマナーは、デートの基本

レストランなどでの食事はデートに欠かせませんが、特性のために食事のマナーが守れずせっかくのデートが残念な結果に終わってしまう場合があります。

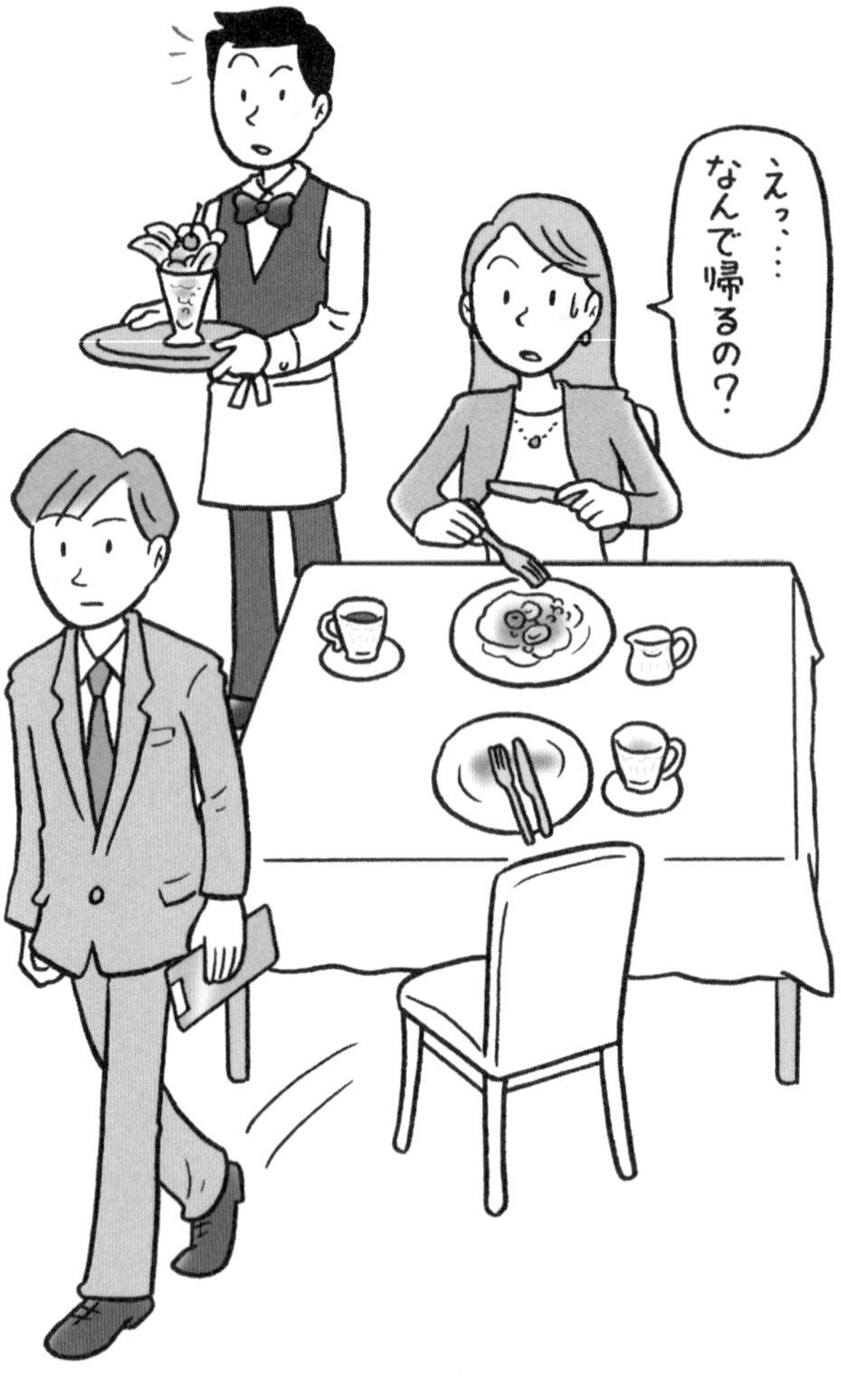


### 最初のデートで、食事は避けた方が無難

レストランなどでの食事は、デートのメインイベントのようなものです。ところが、ＡＳＤの人にとっては誰かと外食をすることが、意外と難しい場合があります。

異性と食事に行くということは、食べる以上に、会話を楽しむことも重要です。特性のある人にとっては、食事をしながら会話も楽しむことは思っている以上に大変だということを理解してください。また、異性と付き合うためには外食のマナーを覚えることも重要です。

## コレだけは覚えたい 外食のマナー

### 口を閉じて食べる

食べ方が独特で、相手から見ると汚く見えることもあります。食べ物は適量を口に入れて、丸呑みせず、食べたものは口を閉じてかむようにしましょう。

### 相手のマナー違反に怒らない

自分なりの食事のマナーがあり、相手がマナー違反すると急に怒り出してしまう場合もあります。特に相手が異性の場合は禁物です。マナー違反を指摘するよりは、許すことも覚えましょう。

### 苦手なものは相手に伝える

ASDの人は、食べ物の好き嫌いが激しい場合があります。特に女性の場合は、食事の前に苦手なものを伝えておくことも、食事のトラブルを防ぐことにつながります。

### 相手が食べ終わるまで待つ

ASDの人は、相手の状況を読むより自分のことを優先してしまいがちです。自分が食べ終わると、相手が食べているのに帰ろうとしてしまうこともあります。誰かと食事をする時は、相手の食事が終わるまで待つことを学ぶことも必要です。

### 好きなものだけ食べない

グループなどで食事をするときは、食べ物を分け合う場合があります。嫌いな料理を食べる必要はありませんが、自分の好きな料理を独占してしまうことは避けましょう。また、自分の好きな料理を誰かに取られたからといって怒ることも避けましょう。

### 同時進行の難しさがある

ASDの人は、同時に複数のことを行うということが苦手です。一つのことに取りかかると、もう一方のことを忘れてしまうのです。恋人と付き合うということは、学生なら学問と両立、社会人なら仕事と両立する必要があります。しかし、特性のためにどちらか一方しかできません。そのために、異性と付き合うと四六時中相手のことばかり考えてしまい、ストーカーのように行動してしまう場合もあります。

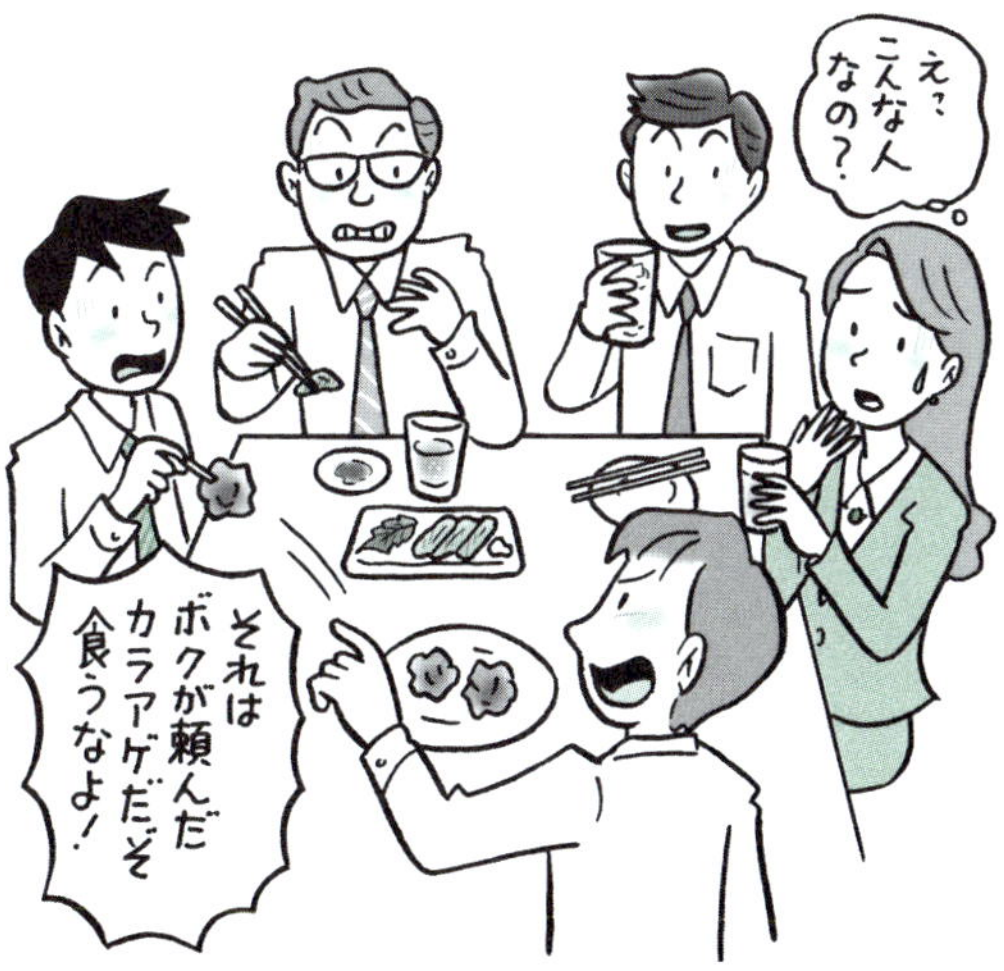
えっ こんな人なの？
それはボクが頼んだカラアゲだぞ食うなよ！

COLUMN 4

身につけたい生活習慣－④

# 携帯電話やメールのマナーを覚える

## 便利な携帯電話だが時と場所に注意が必要

携帯電話（スマートフォン）とメールは、現代生活においては欠かせないものですが、使用する場合は、マナーに注意をする場合があります。

ＡＳＤの人は、周りの状況が読めずに、仕事中や周囲に大勢の人がいても構わずに大声で話してしまう場合があります。また、仕事中にメールを受信すると、自分の仕事を止めてまで、長いメールを書いて送信する人もいます。

また、電話をする時には、相手の状況を確認することも必要になります。基本的に仕事中や、深夜の電話は避けましょう。

ＡＤＨＤの人の場合は、長い会議などに飽きて携帯電話をいじっていて上司に怒られたという話や、人が話しているのに携帯電話をいじっているという話も聞きます。

仕事中は、携帯電話をマナーモードにするとか自由時間まで携帯電話やメールはしないなど、使用にはマナーが必要だということを覚えましょう。

**【携帯電話やメールのマナー】**

- ◆仕事中は、携帯電話をマナーモードにする
- ◆仕事中はメールをしない、読まない
- ◆仕事中は、携帯電話をいじらない
- ◆大勢の人がいる場合は、大声で話さない
- ◆相手がメールを返さなくても催促しない
- ◆就寝時間が過ぎたら電話やメールはしない

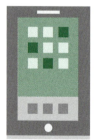

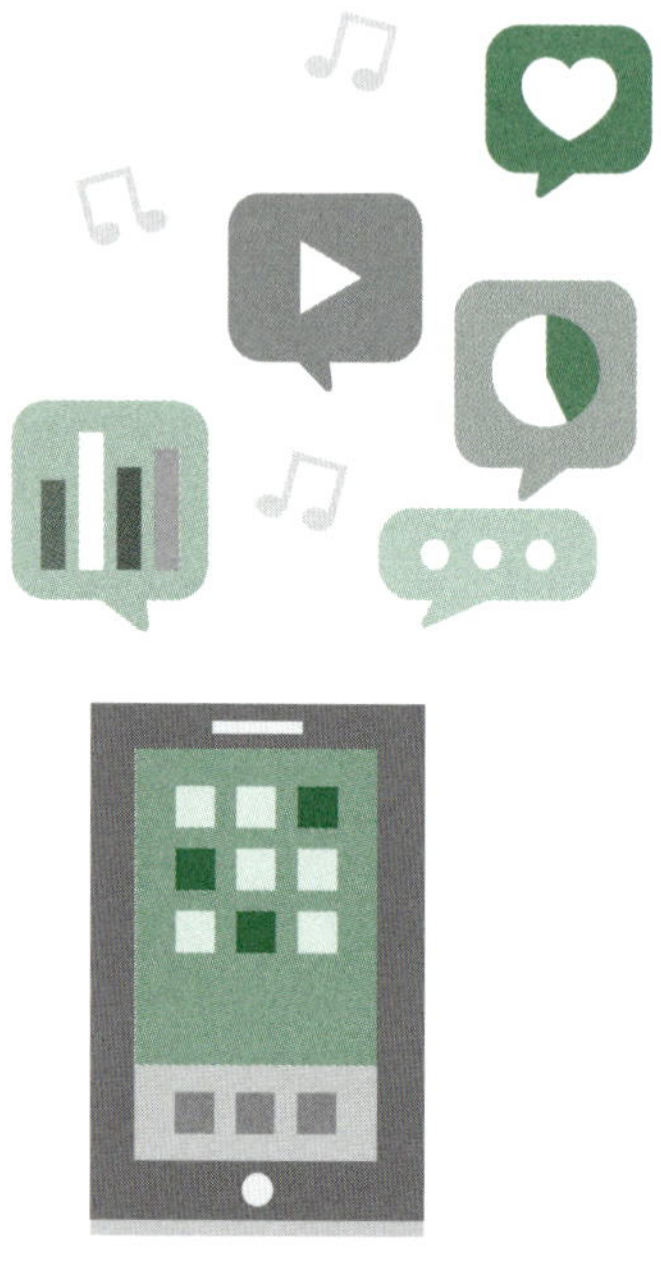

# 第5章

# 日常生活のトラブルと対応策

## 子育て・夫婦関係編

夫婦関係や子育てに正解はありません。しかし、特性のために起きてしまう夫婦げんかや子育てに関するトラブルがあります。特性を理解し、足りないところを家族として支え合うことが大きな支援になります。

# 子育てにはマニュアルがない①
# 子育てが上手くいかない

子育てには、マニュアルも正解もなく、日々成長し変化していく子どもに対する対応に戸惑ったり悩んだりする場合があります。

## 毎日変わっていく子どもに対応できない

ASD（アスペルガー症候群）のお母さんは、マニュアルやルール通りにすることは得意なのですが、家庭生活や子育てにはマニュアルがありません。夫の世話や家事、子育てと毎日の生活はめまぐるしく変化していきます。自分で決めたルールやスケジュール通りに行くことはまずありません。子育てに関しても、自分が育てられたように子どもに押しつけてもうまくいきません。

つまり、家庭生活を続けていくことは、二つのことが同時にできなかったり、変化が苦手なASDの人にとってはなかなか困難な場合が多いのです。

## 子育ての方針が一貫していない

ADHDのお母さんの場合は、一度許可したのに、次の日にはダメと言ったり、一貫した方針が取りにくいということがあります。親がこうした態度を取ってしまっては、子どもは混乱してしまいます。

また、自分のミスを棚に上げて、子どものミスをすぐに叱ってしまうこともあります。その結果、「お母

### 子育ての悩み

**ASD（アスペルガー症候群）の場合**

- マニュアルがない
- 子どもとのコミュニケーションがわからない
- 成長の変化に戸惑う
- 家事と子育ての両立ができない
- 自分のルールが通じない

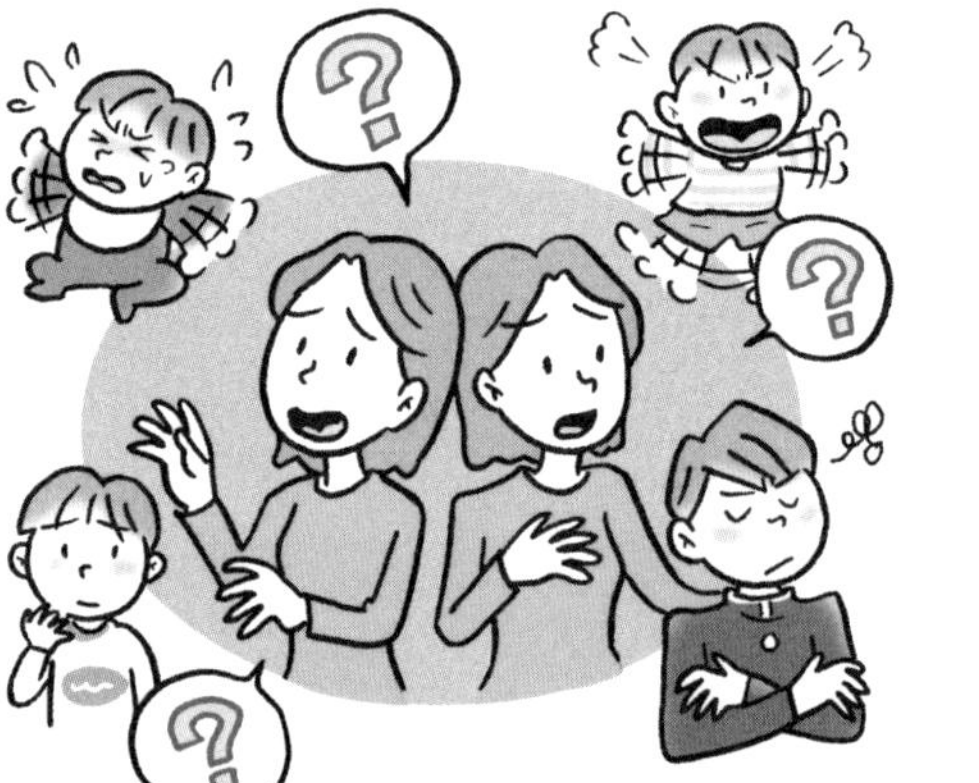

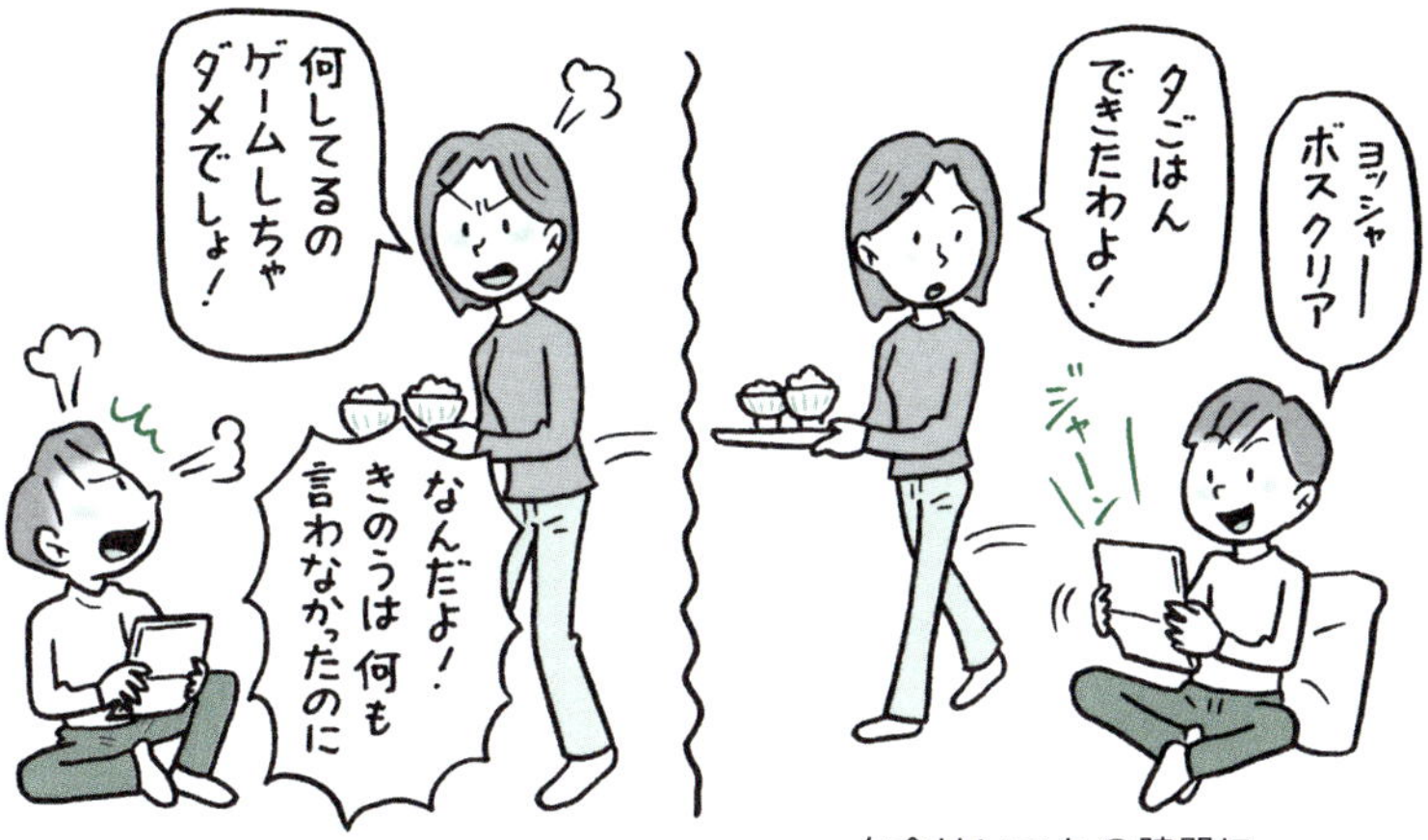
ヨッシャーボスクリア
夕ごはんできたわよ!
ジャーン
何してるのゲームしちゃダメでしょ!
なんだよ!きのうは何も言わなかったのに

夕食はいつもの時間に……

さんだって……」とケンカになってしまう場合もあります。子育ては、根気がいるものですが、気が変わりやすくせっかちな特性のためになかなかうまくいかない場合もあります。

ADHDのお母さんの中には、自分も子ども時代によく叱られたことが多く、「ほめて育てる」ということが上手にできない人もいます。

ASDやADHDのお母さんの中には、子育てが上手くいかずに悩んだり、大きな劣等感を感じている場合があります。家族が家事や子育てに積極的に参加することが大きな支援になります。

### 子育ての悩み

**ADHDの場合**

・思いつきで叱ったりほめたりする
・子育てに一貫性が取りにくい
・子どものペースより自分のペースを優先してしまう
・「繰り返し」「根気よく」ということが苦手
・大事なことでも後回しにしがち

### サポートのポイントはココ!

・妻の苦手な部分を理解する
・妻と子育ての分担を決める
・家のことを妻任せにしない

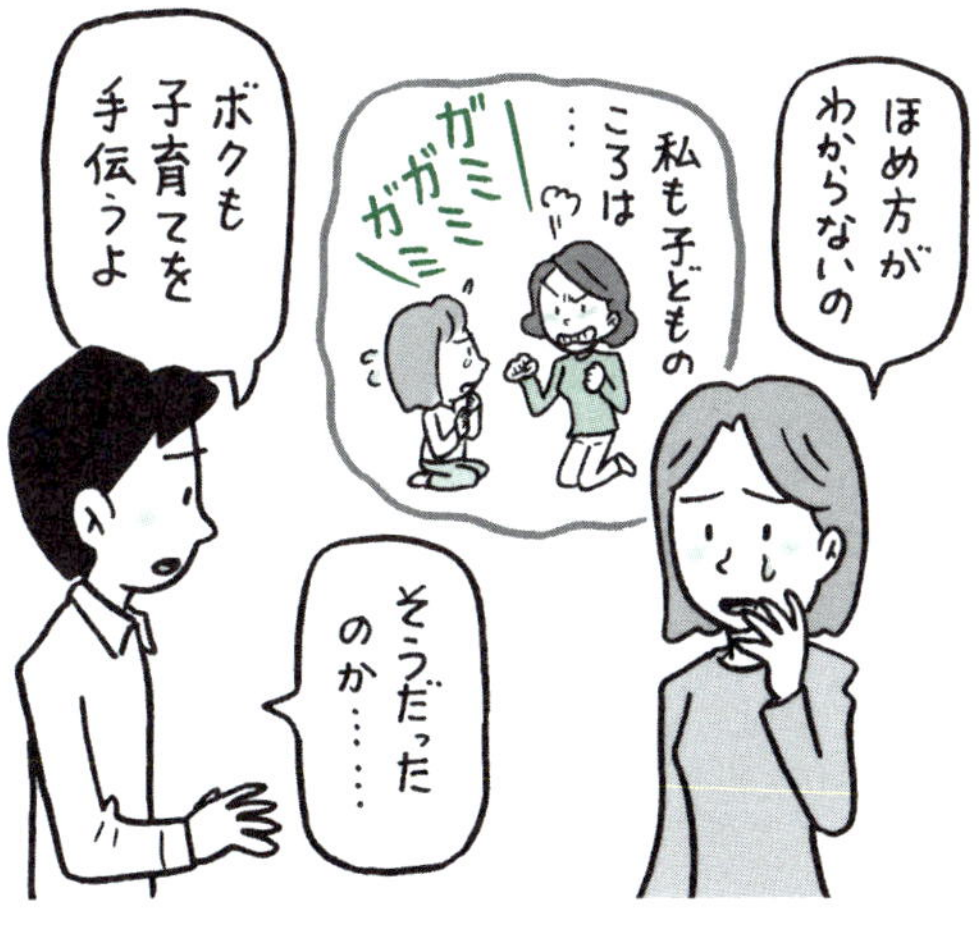
ほめ方がわからないの
私も子どものころは……
ガミガミガミ
ボクも子育てを手伝うよ
そうだったのか……

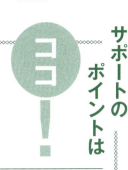

## 子育てにはマニュアルがない②

# 夫が子育てに協力しない

特性のために夫が妻の状況を全く理解できなかったり、常に自分の好きなことを優先して子育てや家事を手伝わないために、トラブルになってしまう場合があります。

### 妻の大変さや状況が理解できない

ＡＳＤの人は、想像力の欠如から相手の大変さや状況を考えることが苦手です。また、自分の仕事や決められた分担が終わると、相手が困っていても手伝うこともありません。家庭の中では、夫婦の間で家事や子育てに関する明確な分担などが決まっていることは少なく、夫の立場では何をしたらいいのかわからない場合も多いようです。逆に子育ての相談をしたら、自分のルールを子どもにも押し付けて困るという場合もあります。

また、夫のこだわりの強さから自分の好きなことだけに夢中になってしまい、子育てや家事を手伝わない場合もあります。家族の一員という意識が希薄な場合もあり家族旅行や一家団らんといったことに興味がわかないという人もいます。いずれにしても、本人には悪気はないのですが、家族にとっては大きな問題になってしまいます。

**子育てに協力しない理由**

**ASD（アスペルガー症候群）の場合**

- 妻の状況が理解できない
- 子どもとのコミュニケーションがわからない
- 何をしていいのかわからない
- 子育てに興味がわかない
- 自分のルールが通じない

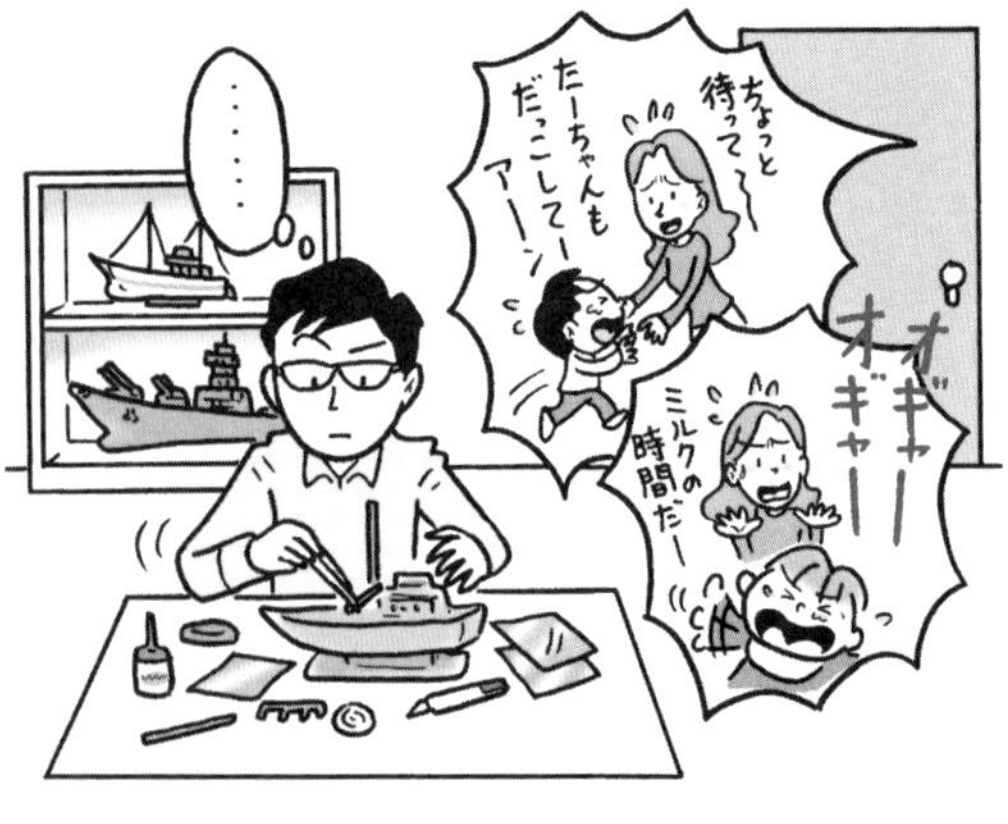
……
ちょっと待って〜〜
たーちゃんもだっこしてー
アーン
ミルクの時間だー
オギャー
オギャー

## 子どもの前でルールを破るお父さん

ＡＤＨＤの人は、思いついたらすぐに行動に移しがちです。朝食後に急にドライブに行こうなどと家族に言い出して、何も用意していないお母さんや子どもたちを驚かせたり、食事の途中でも自分の部屋にこもって、ゲームの続きをしてしまう……。思いついたらがまんができません。

また、子どもに洗たく物はカゴに入れてといつも言っているのに、お父さんは帰宅すると、着ているものをアチコチに脱ぎっぱなしということもあります。しかもいくら言ってもいうことを聞きません。これでは子どもの教育になりません。

ＡＤＨＤの人は、家族のことよりも自分の楽しみを優先してしまいがちで、家族はお父さんの行動に振り回されてしまう場合があります。

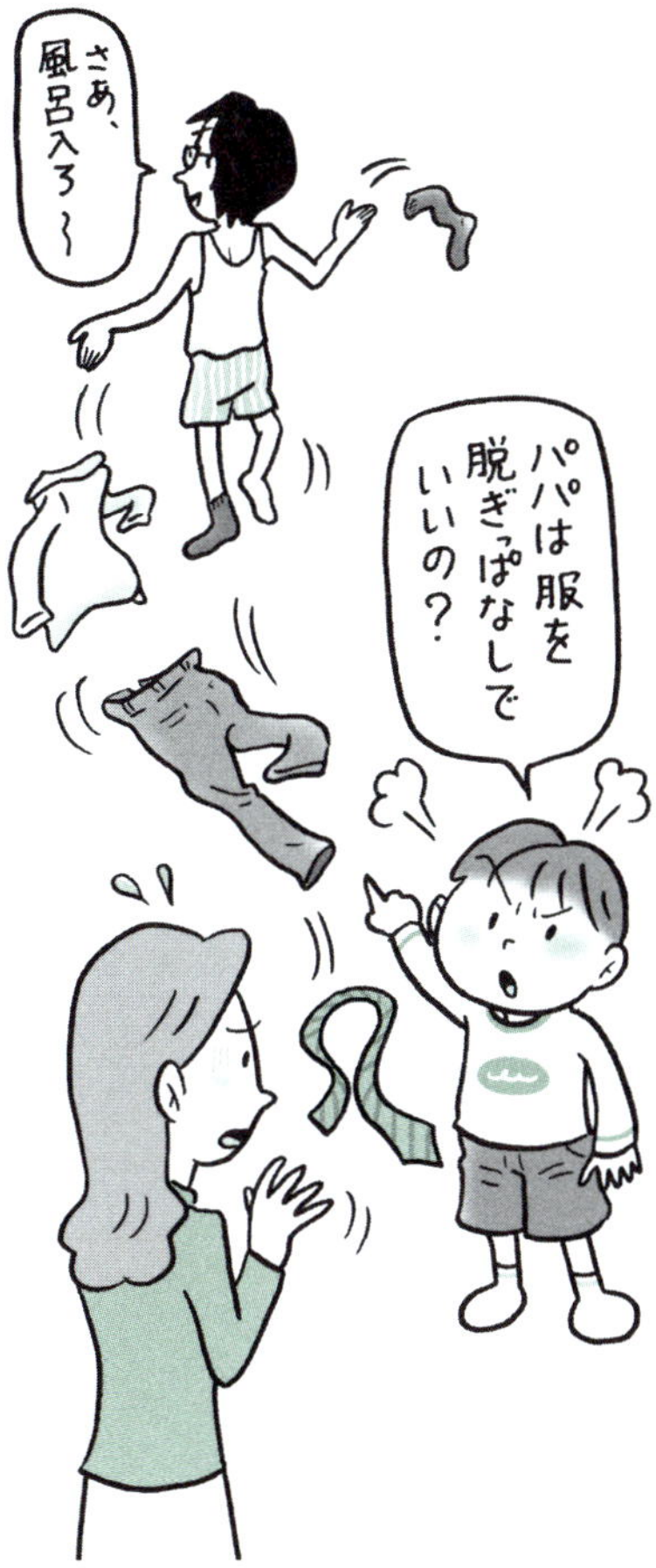
さあ、風呂入ろ〜
パパは服を脱ぎっぱなしでいいの？

### 子育てに協力しない理由

**ADHDの場合**

- 自分の好きなことを優先してしまう
- 思いつきで行動してしまう
- 家族のルールを守れない
- 子どもと同じように行動してしまう
- 結果をすぐに求めたがる

### ココ！ 子育てを手伝ってもらうポイントは

- 無理のない範囲で子育てや家事の分担を決める
  例／お風呂に入れてもらう、ゴミ出し
- 1日1時間だけというように協力してもらう時間を決める
- 夫婦間で最低限の子育てのルールを決める
  例／子どもの前では服を脱ぎっぱなしにしない

夫婦のトラブル

夫がASDの場合

# 妻の大変さを理解することが苦手

ASDの夫は、妻に優しい声をかけてあげなかったり、妻の家事を手伝わなかったり……、特性のために夫婦がギクシャクしてしまう場合があります。

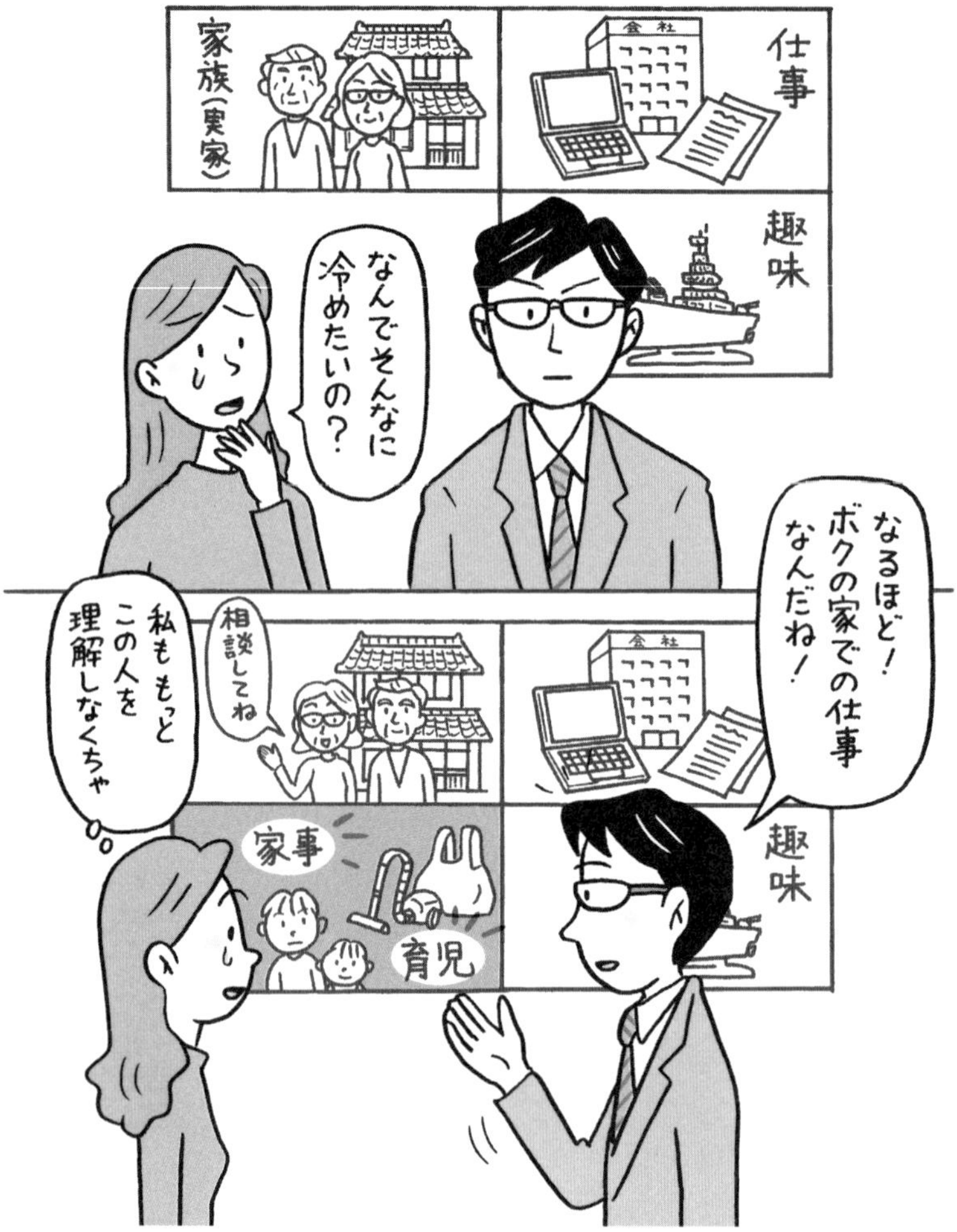
仕事
家族(実家)
趣味
なんでそんなに冷めたいの？
なるほど！ボクの家での仕事なんだね！
私ももっとこの人を理解しなくちゃ
相談してね
仕事
趣味
家事
育児

## 夫婦関係よりも家という場所にこだわる

ASDの夫は、思春期、青年期、成人期に至るさまざまな過程においていわゆる「親離れ」をしていない場合があります。つまり、夫婦関係よりも「母親」や「家」を重視していることが多いのです。夫は、自分が育った実家を手本として、妻にも同じような役割を要求して、夫婦の関係においてさまざまなトラブルが発生することがあります。

しかし、現在では夫は仕事、妻は家事ということは少なく、共働きも普通になってきました。その結果、家の中の役割分担も相手の状況や気持ちによって変わってきます。ところが、こうしたはっきりしない状況を理解することがＡＳＤの夫には、とても苦手なことです。

ＡＳＤの人と結婚する場合は、最初に家庭内の役割分担をしっかり話し合って決めておくことがとても大事になります。ＡＳＤの人は、家事も自分の仕事と認識すれば、きっちりとこなす場合が多く、決められた家事についてはしっかり手伝ってくれるはずです。

## 妻の状況が理解できず夫の愛情を感じない

ＡＳＤの夫は、冗談やお世辞を言いません。妻の髪型が変わってもメイクをしても、妻の変化に気がついて「きれいになったね」などとお世辞を言うことはありません。

また、他人の状況を理解する想像力が欠如しているために、妻の家事の大変さを理解して「大変だね。手伝おうか」などということもありません。妻が「私がこんなに大変なんだから、少しは手伝ってよ」と訴えても「それは君の仕事でしょ」などと突き放すように言ってしまうこともあります。

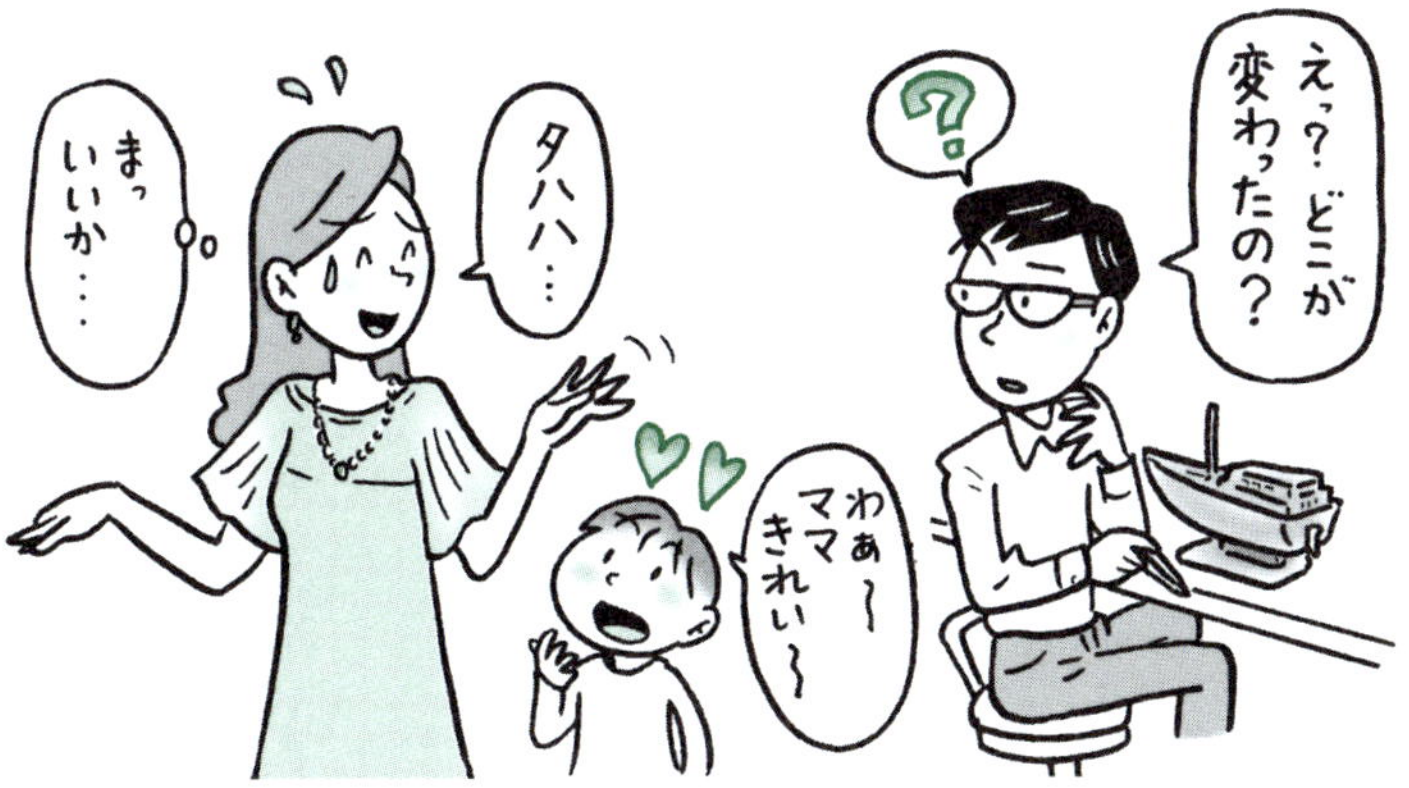
えっ？どこが変わったの？
わぁ～ママきれい～
タハハ…
まっいいか…

こうした行動から夫の愛情を感じることができずに悩んだり落ち込んだりする妻も多いのです。しかし、夫には愛情がないわけではありません。どのように妻に接したらいいのか、何を手伝えばいいのかわからない場合も多いのです。ＡＳＤの夫に対しては、してほしいことを具体的に伝えることが基本になります。また、夫の母親にどのように接したらいいのか、時々確認することも必要になってきます。

### ASDの夫との トラブルを回避するコツ

- 夫の特性を理解する
- 家事の役割分担を決める
- 手伝ってほしいことは口に出していう
- 夫の母親に相談する
- 夫と共通の趣味を持つ

夫婦のトラブル　妻がＡＳＤの場合

# 結婚後の生活環境の変化に対応できない

ＡＳＤの妻は、夫への気づかいや愛情表現などマニュアルのない夫婦の関係について悩んでいる場合があります。

## 独身生活との違いに戸惑ってしまう

ＡＳＤの女性の中でも受動型の人は、相手の言うがままに従う場合があります。独身時代は、男性の言うことに従っていれば、大きな問題はありませんでした。ところが、結婚すると生活は大きく変わってきます。夫が何もかも手伝ってくれることはありませんし、いつも機嫌がいいわけでもありません。独身時代のようにいつも優しく接してくれなくなるのは、夫婦になれば当たり前のことです。

ところが、ＡＳＤの妻からして見れば、このような相手の変化や状況の変化など、目に見えないことを理解することができない場合がとても多いのです。

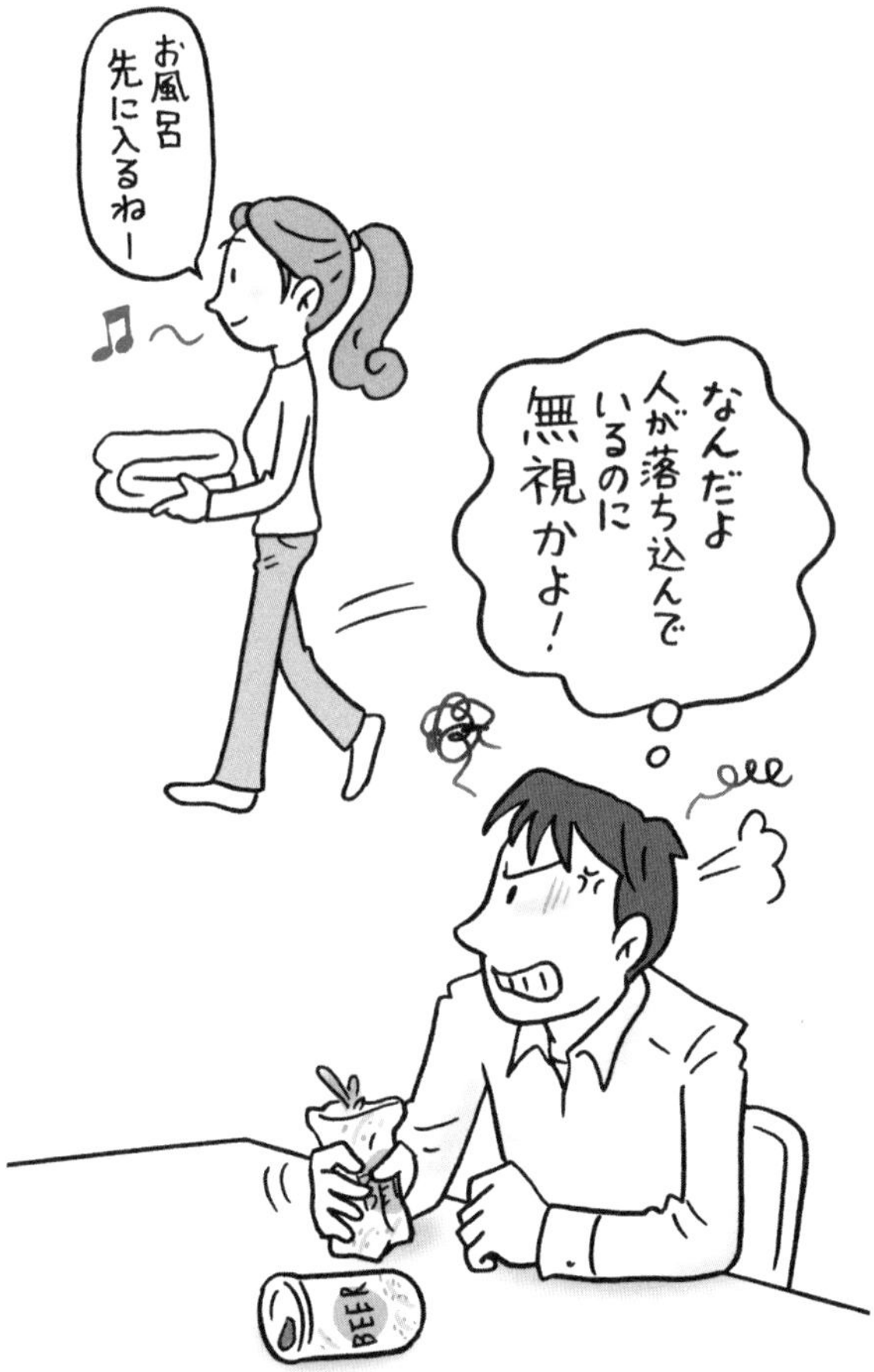
お風呂先に入るねー
なんだよ人が落ち込んでいるのに無視かよ！
BEER

## 夫が求める妻の役割がわからない

独身時代に自分をリードしてくれ

る男性の言うことに従っていたのは、男性の思考を理解していたからではありません。次にどうしたらいいのかわからないから従っていただけなのです。結婚して夫から「結婚したんだから、家庭内のことは君に任せるよ」と言われても、何をどうしたらよいのか、戸惑ってしまいます。

帰宅した夫が、「今夜は食事を食べてきたよ」「今夜は、先にお風呂に入る」と、毎日言うことが変わることに上手に対応できずに夫婦ゲンカになってしまう場合もあります。また、掃除、洗濯、料理、育児……、家の中にはやることがたくさんあるのに、目に見えるマニュアルも正解もありません。このような状況は、ASDの妻にとってはとても大変です。まして、妻も仕事をしていれば、両立することは一層難しくなるでしょう。

## ○ ASDの妻との トラブルを回避するコツ

- 妻の特性を理解する
- 家事の役割分担を決める
- 夕食、入浴などの順番を決めておく
- スケジュールが変わった時は、前もって知らせておく
- 外出などの予定は、カレンダーに印をつけて確認できるようにしておく
- ASDの人は「適当にやる」「手を抜く」ということが苦手なので、週に1度は家事の休養日を設けてもよい

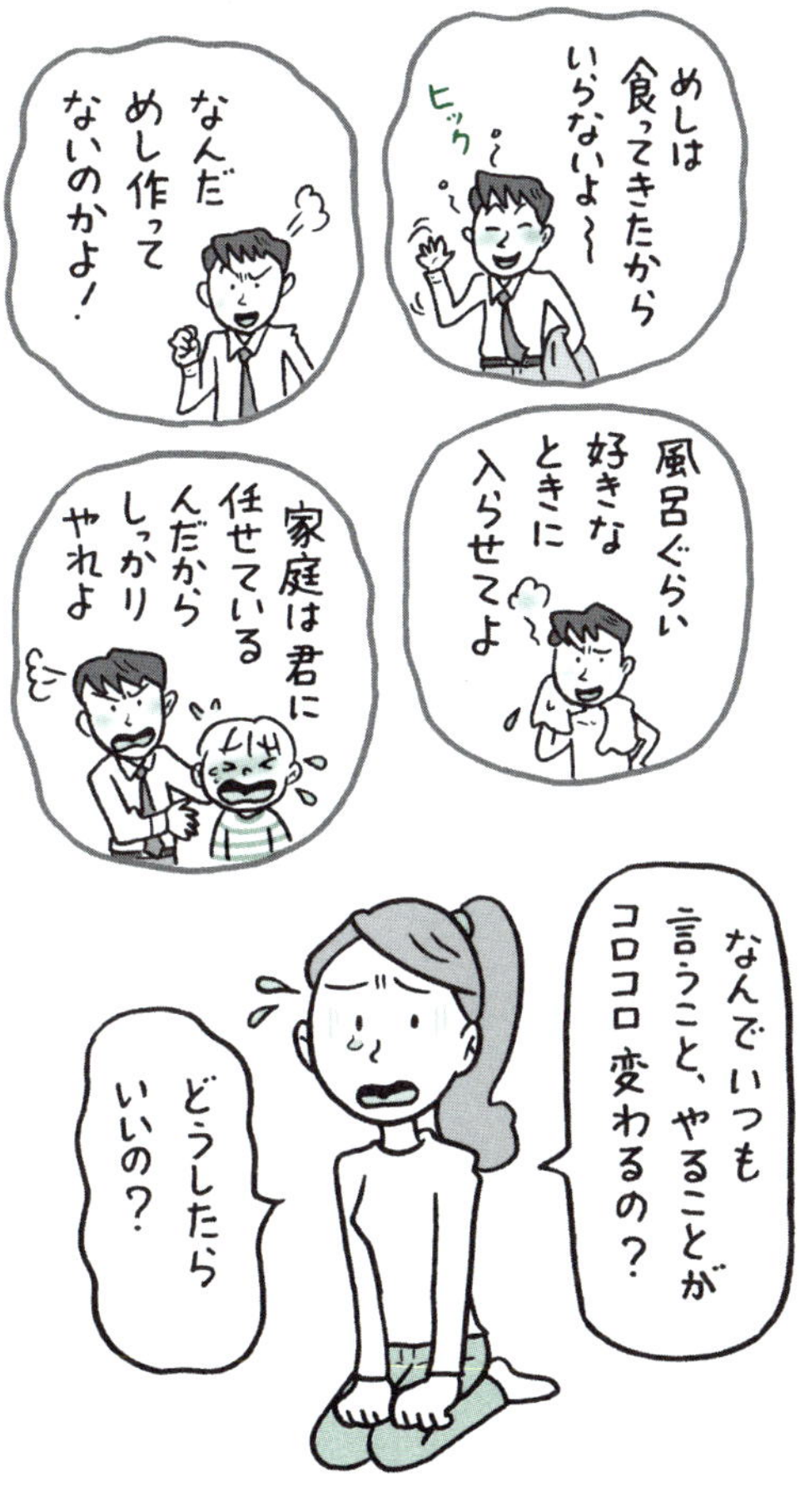
めしは食ってきたからいらないよ～
ヒック
なんだめし作ってないのかよ!
風呂ぐらい好きなときに入らせてよ
家庭は君に任せているんだからしっかりやれよ
なんでいつも言うこと、やることがコロコロ変わるの?
どうしたらいいの?

### 愛されていないかも!?

ASDの人の中には、夫(妻)が嫌いというわけではなくても感覚の過敏から体が接触する性交渉が苦手な人もいます。また、相手の感情を推し量ることが苦手で、行為が終わるとすぐに背を向けたり離れてしまったり……、夫婦間の愛情表現が苦手な場合があります。微妙な夫婦の問題ですが、相手の特性を理解すれば乗り越えられるはずです。どうしても気になるようなら、一度専門医などに相談してみましょう。

夫婦のトラブル

夫がADHDの場合

# 自分優先の身勝手な行動を取ってしまう

ADHDの夫は、思いついたらすぐに行動したくなります。夫婦にとって大きな問題も妻に相談せず勝手に決めてしまいトラブルになることがあります。

## 何か思いついたら、すぐに行動に移してしまう

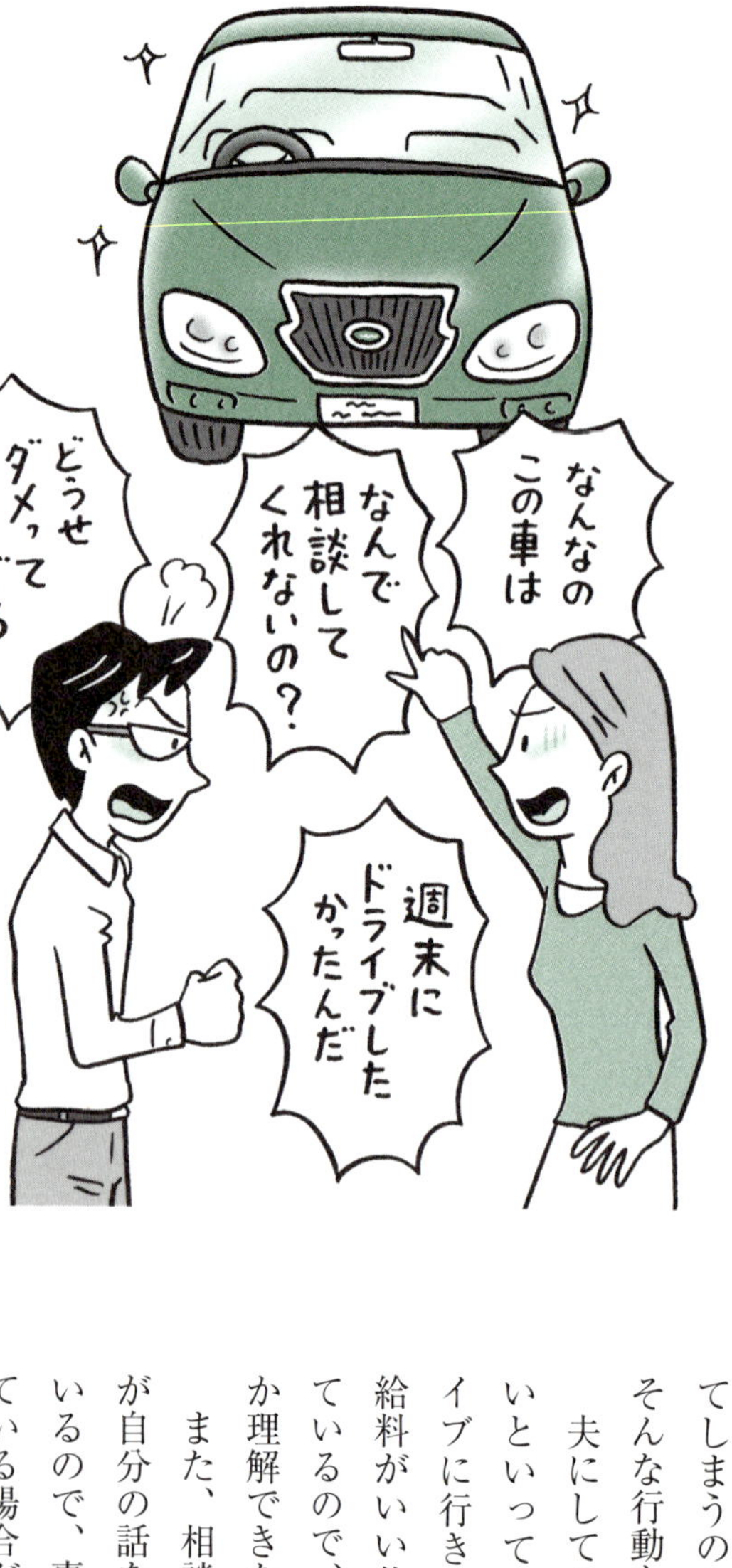
なんなの
この車は
なんで
相談して
くれないの？
どうせ
ダメって
言っただろ
週末に
ドライブした
かったんだ

ADHDの人は、衝動性の特性からとにかく待つことが苦手です。そのために何か思いついたらすぐに行動に移してしまう傾向にあります。

欲しいと思ったら妻に相談もなく高価なクルマを購入したり、会社を辞めてしまうこともあります。そんな夫に対して、「どうして勝手に決めてしまうの！」と怒っても、いつもそんな行動を取ってしまうのです。

夫にしてみれば「どこかに行きたいといっていたから」「家族でドライブに行きたかった」とか「もっと給料がいい仕事があるはず」と思っているので、妻がなぜ怒っているのか理解できない場合もあります。

また、相談しようと思っても、妻が自分の話を聞かずに叱ってばかりいるので、事後報告でもいいと思っている場合があります。

## 妻の気持ちより、自分の気持ちを優先してしまう

夫婦の関係は、お互いに相手のことを配慮してこそうまくいくものです。ところが、ＡＤＨＤの夫の場合は、相手の気持ちを理解することはできても、自分の気持ちを優先させてしまいがちです。会社から帰宅するや否や、洋服を脱ぎっぱなしにしてパソコンに向かったり、パチンコに出かけてしまう……。脱いだ洋服を片付ける妻の大変さより自分の楽しみを優先してしまいます。

また、少しずつお金を貯めて家を買うとか子どもの教育資金にするといったような将来の計画を立てて行動することも苦手です。そのために給料をもらったら、妻に相談することもなく自分の欲しいものを買ってしまうこともあります。一家の大黒柱としての役割よりも自分の感情を優先してしまう……。これでは夫婦の間でトラブルになってしまうのも無理はありません。

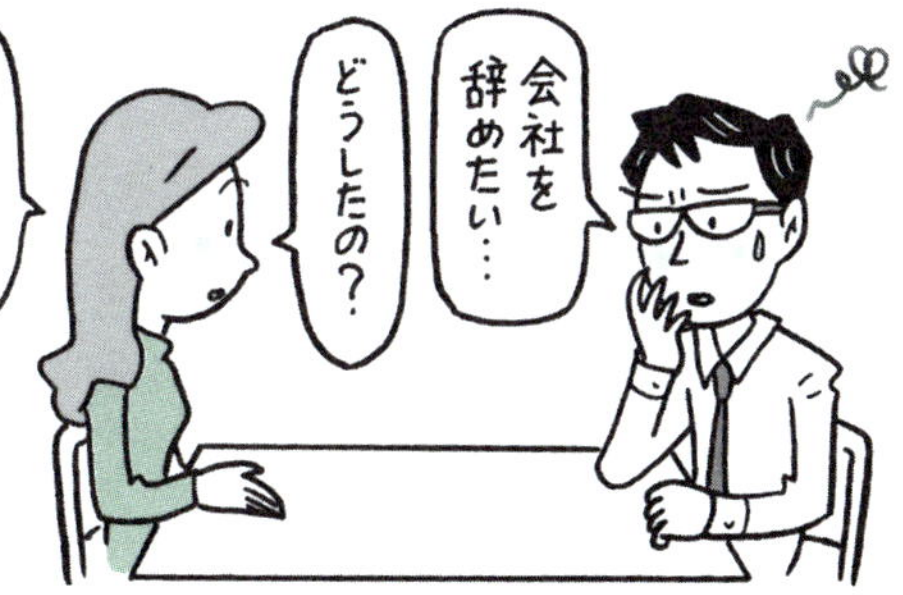
会社を辞めたい…
どうしたの？
話をよく聞かせて

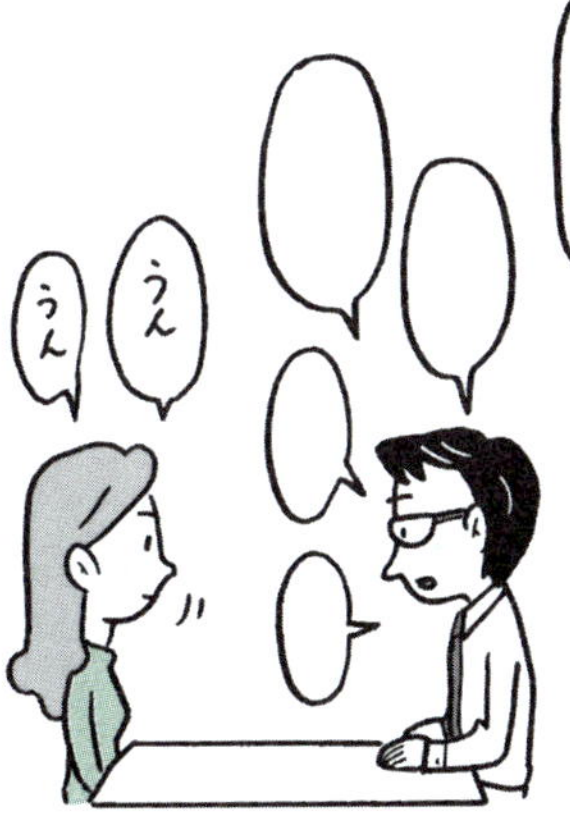
うん
うん

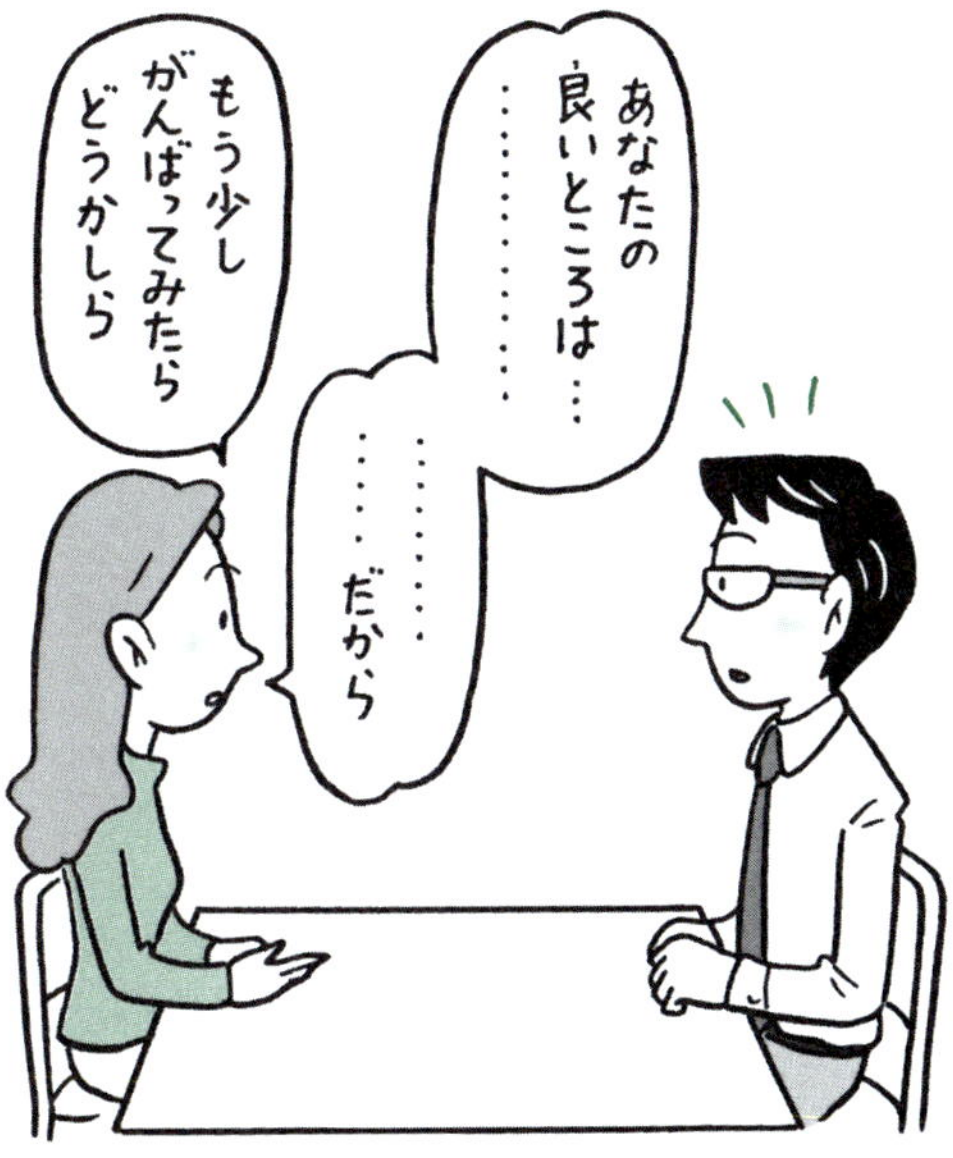
あなたの良いところは……………
……………だから
もう少しがんばってみたらどうかしら

### ADHDの夫とのトラブルを回避するコツ

- 夫の特性を理解する
- ある金額以上のモノを購入するときは相談するようにルールを決める
- 夫の話を否定せずに、まず話を聞くという態度で接する
- 夫の話を聞いたら、無理のないアドバイスをする
- 夫の良いところは、とにかくほめると落ち着いて行動する場合も

夫婦のトラブル 妻がADHDの場合

# 炊事、洗濯、掃除など主婦業が苦手

ＡＤＨＤの女性は元気があって活動的、仕事もバリバリこなしている人もいます。ところが結婚すると、家事や家計、子育てなど失敗が目立ち、夫との関係もギクシャクしてしまう場合があります。

## 同じようなことを毎日繰り返すことが苦手

ＡＤＨＤの女性は、子どもの時から不注意による同じようなミスが目立ちがちです。それでも積極性があり行動的な面もあるので、独身時代はそれなりに仕事もこなしてきたという人もいます。

しかし、結婚すると毎日同じような家事と育児の繰り返しが続きます。ＡＤＨＤの女性は、目新しいことには強い興味を持つのですが、持続力が弱いために、毎日の家事が苦痛に感じてきます。しかも、手際よく片付けていくことができずに「何をやってもダメだ」と落ち込んでしまう場合もあります。毎日の「当たり前」をこなすことが予想以上に大変なのです。こうした妻の大変さに気がつかずに夫が「ダメな奥さんだね～」などと注意すれば、夫婦ゲンカになってしまいます。日頃から劣等感を抱えているだけに、夫が上から目線で注意することは、妻をますます追い込んでしまうことにつなが

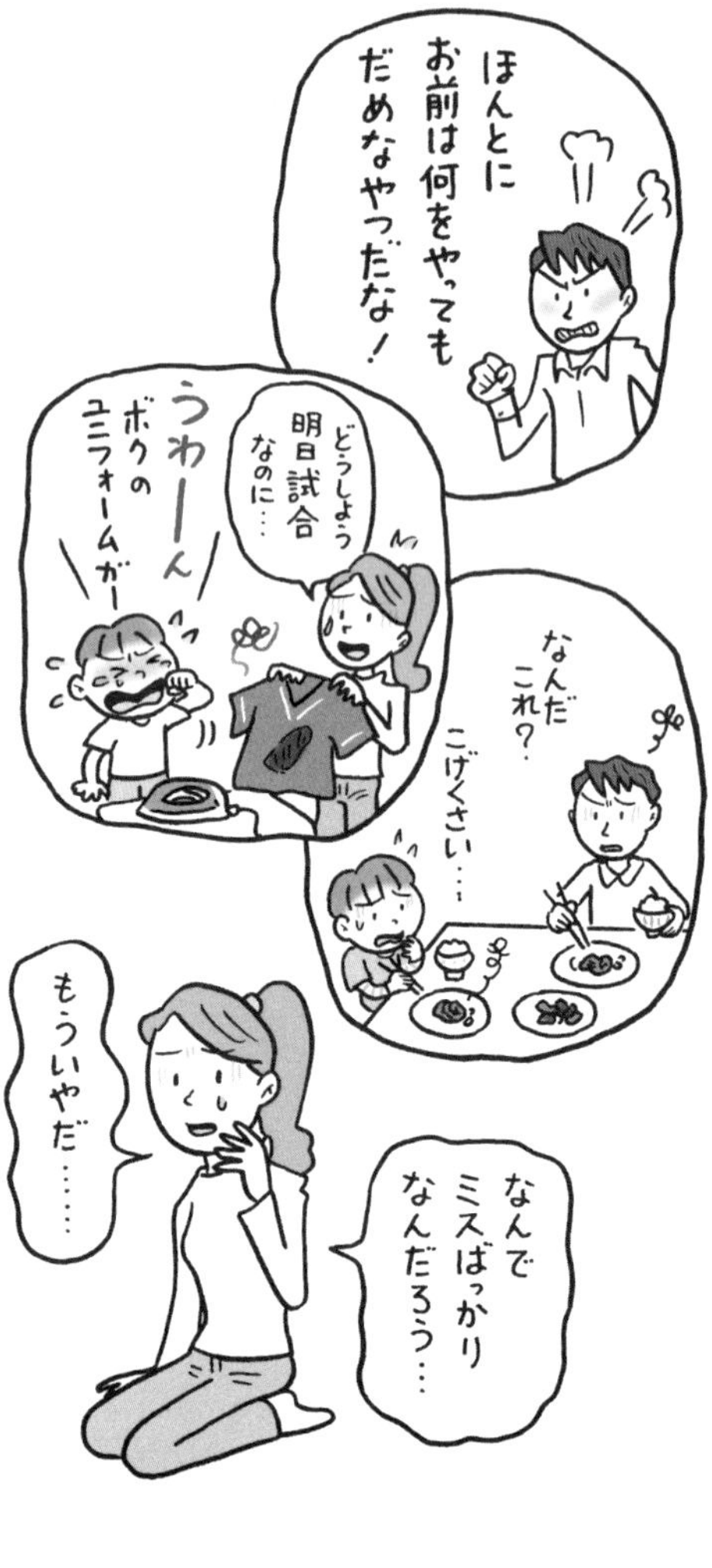

ほんとにお前は何をやってもだめなやつだな！
うわーんボクのユニフォームがー
どうしよう明日試合なのに…
なんだこれ？
こげくさい…
もういやだ……
なんでミスばっかりなんだろう…

ります。

## 炊事、洗濯、掃除……。家事に取りかかるのが、なぜか遅い

ADHDの女性は、時間の見通しが甘く、仕事に取りかかるのが遅れがちです。その上、やることの優先順位をつけることも苦手です。そのために、何から手をつけていいのかわからなくなってしまい、結果的にすべての家事が中途半端になってしまうことがあります。

そこで、1日の家事のスケジュールを作りましょう。スケジュールは、一つの仕事が終わったら休みを入れるようにすると、次の仕事にスムーズに入れるようになります。掃除は、毎日すべてやろうとせず、月曜日はトイレ、火曜日はお風呂というように一つずつ済ませるようにするといったように工夫しましょう。

妻が苦手な家事は、夫が積極的に手伝いましょう。その時は、「手伝ってやる」という態度ではなく、「一緒にやろう」という優しさを見せることが必要です。1週間に一度は、家事を休んで外食に出かけるのもいいでしょう。妻の特性を理解し、人格を否定するように叱ることを避け、妻を「追い詰めない」ことが、夫婦のトラブルを防ぎます。

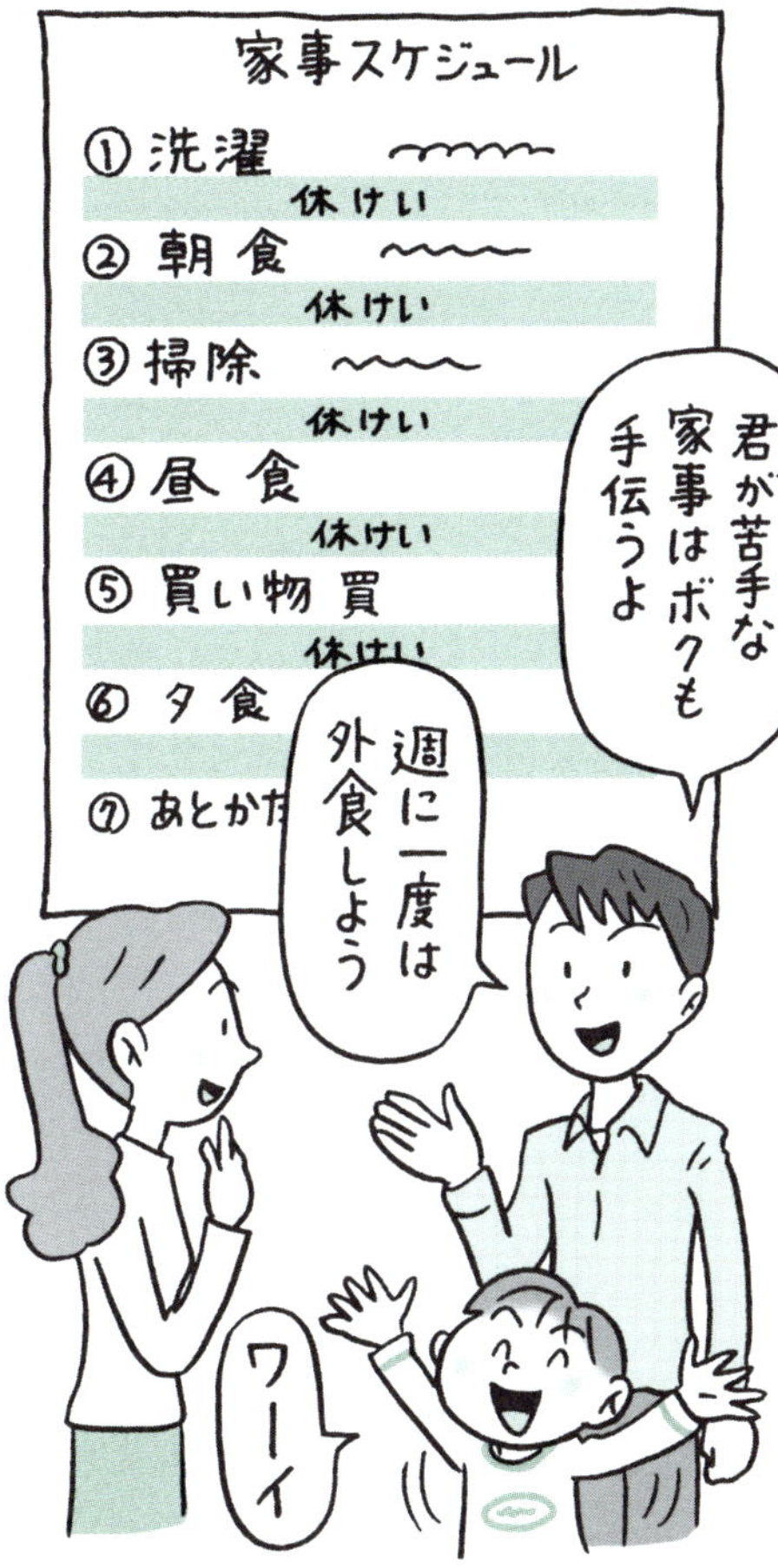
家事スケジュール
①洗濯
休けい
②朝食
休けい
③掃除
休けい
④昼食
休けい
⑤買い物 買
休けい
⑥夕食
君が苦手な家事はボクも手伝うよ
週に一度は外食しよう
ワーイ

### ADHDの妻とのトラブルを回避するコツ

- 妻の特性を理解する
- 妻の失敗を「上から目線」で注意しない
- 苦手な家事は積極的に手伝う
- 1週間の献立を一緒に立てる
- お金の管理が苦手なら家計は夫が管理する
- 妻の良いところは、とにかくほめると落ち着いて行動する場合も

COLUMN 5

# カサンドラ症候群って何？

## 他人に理解されにくい発達障害者の妻の気持ち

最近、たまに耳にすることもあるカサンドラ症候群とは、アスペルガー症候群の夫（パートナー）と情緒的な相互関係（男女のこまやかな感情の交換など）が築けないために妻に生じる身体的・精神的症状のことをいいます。

カサンドラ症候群の主な症状としては、偏頭痛、自己評価の低下、パニック障害、抑うつ、無気力などがあります。

カサンドラ症候群のポイントは、「夫婦間の相互関係から始まること」「身体症状が顕著であること」「夫婦の家庭内の問題が他人から理解してもらえないこと」などが挙げられます。

カサンドラとはギリシャ神話に出てくるトロイアの王女です。アポロンに求愛され、予言の能力を授けられましたが、アポロンの愛が冷める未来を予見してしまいます。その結果、アポロンを拒否して彼の怒りをかってしまいます。怒ったアポロンは、カサンドラが予言しても誰もその言葉を信じないという残酷な呪いをかけました。

まさに夫との情緒的な交流の不在に悩む妻の状態を的確に表している呼び方です。ただし、現在カサンドラ症候群は、正式な診断名ではありません。

## 特性を持っている夫や妻に責任はない

カサンドラという状態は、アスペルガー症候群を持つ夫の配偶者に特徴的な悩み（症状）ですが、当然ながら原因となる本人には、全く責任はありません。

アスペルガー症候群は、「想像すること」「人との関わり」「コミュニケーション」「こだわり」などの特性がありますが、個人差が非常に大きいのです。とはいえ、カサンドラの状態になってしまう配偶者が共通する点は、妻の抱えている問題を「想像すること」の苦手さと共感性の問題なのです。

カサンドラの悩みは一人ではなかなか解決することはできません。やはり、専門医やカウンセラーに悩みを相談して少しずつ問題をクリアしていくしかないのです。悩みを相談するときは、一人ではなく夫婦そろってカウンセリングする方が、問題点を見つけやすい場合もあります。⬇P108参照

＊本コラムは『夫がアスペルガーと思ったとき妻が読む本』宮尾益知・滝口のぞみ／著　河出書房新社』より抜粋・要約して構成しています。

# 第6章

# 二次障害と薬物治療

発達障害によるストレスを抱え続けていると二次的な障害にかかってしまう場合があります。また、発達障害の中でもADHDの特性の軽減には薬物による治療の効果が高いことが知られています。この章では、代表的な二次障害とADHDの薬物治療についてわかりやすく説明していきます。

# 発達障害の人が合併しやすい二次障害

気分が落ち込んだり、不眠症といった抑うつ状態やうつが代表的な二次障害ですが、その他にもさまざまな精神疾患があります。

## 二次障害になると、自分の力だけでは治らない

大人の発達障害がかかりやすい代表的な二次障害は、抑うつ状態やうつです。抑うつ症状とはうつとは違い、人間関係の問題や不注意などのミスが続き「生きる希望がない」といった自己否定的になってしまう気分の落ち込みのことをいいます。抑うつ状態になると、自分の力だけではどうすることもできずに症状が重くなってしまうこともあります。

また、強いストレスから摂食障害になったり不眠症や部屋から一歩も出られない引きこもりになってしまうこともあります。こうした二次障害は、自分の努力だけではどうしようもありません。もし、このような症状が現れたら、できるだけ早く専門医に相談しましょう。

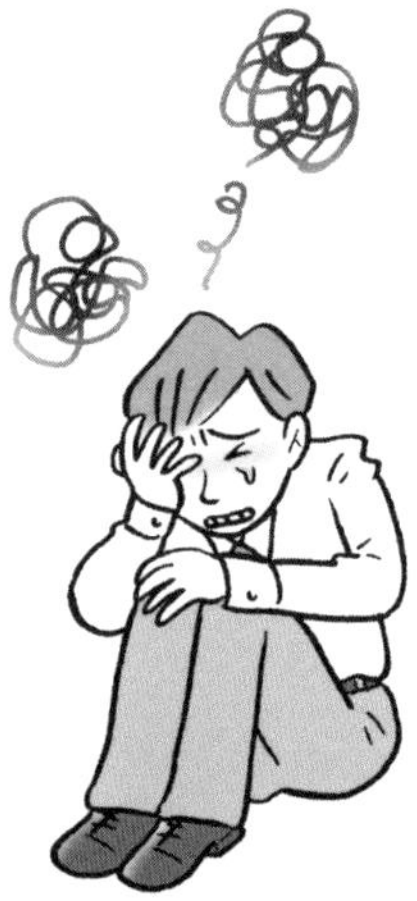

### 主な二次障害

**抑うつ／うつ病**

何もする気が起きないなど仕事や趣味にも興味がわかない状態。自分の力だけで治せない。薬物療法、精神療法など

**統合失調症**

幻覚や幻聴が現れ、問題行動を起こしやすい。薬物療法など

**強迫性障害**

こだわりが強迫観念となり、何度も手を洗う、何度もドアやガスの元栓などの確認をするといった極端な行動を繰り返す。薬物療法、認知行動療法など

**引きこもり**

引きこもりは病名ではなく、状態を指しています。厚生労働省の規定では6カ月以上家に引きこもり会社や学校に行かず、家族以外の人と親密な関係を保てない状態をいう

**その他の二次障害**

摂食障害、睡眠障害、頭痛、腹痛などもある

## 二次障害に効果のある主な薬

### 抗うつ薬
**抑うつ症状を軽減する効果がある**

SSRI（選択的セロトニン再取り込み阻害薬）
- **フルボキサミン**／商品名：ルボックス、デプロメール
- **セルトラリン**／商品名：ジェイゾロフト

SNRI（セロトニン・ノルアドレナリン再取り込み阻害薬）
- **ミルナシプラン**／商品名：トレドミン

三環系抗うつ薬
- **クロミプラミン**／商品名：アナフラニールなど

### 抗不安薬
**不安が強くなっている時や睡眠障害に効果がある**

- **ジアゼパム**／商品名：セルシン
- **ブロマゼパム**／商品名：レキソタン
- **ロラゼパム**／商品名：ワイパックス
- **エチゾラム**／商品名：デパス

### 抗精神病薬
**治療薬を使っても多動性や衝動性がおさまりにくい場合や攻撃性が強くなっている状態の時に効果がある**

- **リスペリドン**／商品名：リスパダール
- **アリピプラゾール**／商品名：エビリファイ
- **ペロスピロン**／商品名：ルーランなど
- **オランザピン**／商品名：ジプレキサ

### 降圧薬
**高血圧の改善に使われる薬だが、多動性や衝動性、興奮を抑える効果もあり、補助的に使われる**

- **クロニジン**／商品名：カタプレス
- **グアンファシン**／商品名：インチュニブ

### その他の薬
**気分を安定させたり不眠を解消させる時に使う**

気分安定薬
- **バルプロ酸**／商品名：デパケン
- **カルバマゼピン**／商品名：テグレトール
- **トピラマート**／商品名：トピナ
- **ラモトリギン**／商品名：ラミクタール

睡眠リズム改善薬
- **ラメルテオン**／商品名：ロゼレム
- **スボレキサント**／商品名：ベルソムラ

睡眠薬
- **ゾルピデム**／商品名：マイスリー
- **ニトラゼパム**／商品名：ネルボン

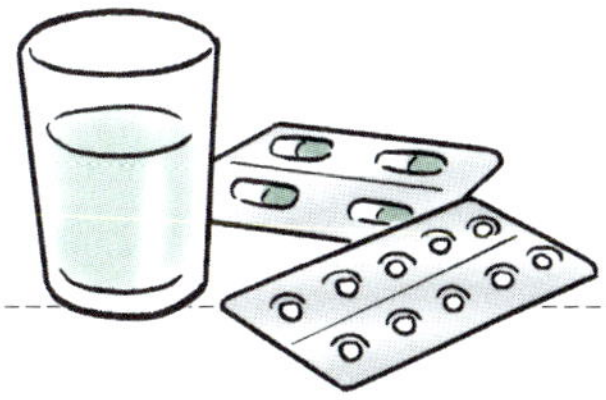

# 大人のＡＤＨＤに効果がある薬物治療

大人のＡＤＨＤにはコンサータとストラテラ、インチュニブという代表的な3種類の薬があります。ＡＤＨＤの特性を軽減し、二次障害にも効果があります。

## 状況に応じて他の薬との併用もある

発達障害の中でもＡＤＨＤは、薬によって特性を軽減することができます。ＡＤＨＤに効果のある薬として、日本ではコンサータとストラテラ、２０１７年６月からはインチュニブ（6～18歳に対して）の３種類が使われています。これらは、脳内物質のバランスを調整する薬ですが、作用の仕方が違います。いずれの薬も不注意や多動性、衝動性などを抑え、特性によるトラブルを軽減できます。また、これらの薬は二次障害の軽減にも有効といわれていますが、症状によっては他の薬と組み合わせて使うこともあります。

商品名：**コンサータ**

**薬 名：メチルフェニデート／中枢神経刺激薬**

| | |
|---|---|
| **効 能** | ６歳以上の子どもや大人に使われる。中枢神経系に作用して、主に脳内物質のドーパミンやノルアドレナリンのバランスを調整する。不注意、多動性、衝動性を軽減させる効果がある。 |
| **服用法** | 少しずつ作用する「除放錠／タブレット」として処方される。作用が12時間持続するため、基本的には1日1回、朝服用する。分量は18mg～72mgまで（子どもの場合は54mgまで）。医師が定期的に効果を確認しながら分量を調整する。服用から2週間程度で効果が感じられる場合が多い。 |
| **副作用・注意点** | 食欲不振や睡眠障害などの副作用が起こることがある。また分量が多過ぎるとさまざまな症状が出ることもあり、こまめに医師に状態を報告しながら分量を調整してもらうように注意する。 |

どちらの薬も保健が適用されており、その処方は必ず医師が行いますので、乱用による中毒などの心配はありません。もし、薬物治療に関して気になる点があれば医師に相談しましょう。

商品名：**ストラテラ**

**薬 名：アトモキセチン／選択的ノルアドレナリン再取り込み阻害薬**

| | |
|---|---|
| **効能** | 6歳以上の子どもや大人に使われる。神経細胞から放出された脳内物質のノルアドレナリンが再び神経細胞に取り込まれることを阻害し、ドーパミンやノルアドレナリンのバランスを調整する。不注意、多動性、衝動性を軽減させる効果がある。 |
| **服用法** | カプセルや内服液として処方される。1日2回に分けて服用することが多い。分量は子どもの場合、体重1kgあたり0,5mg～1,8mg。大人の場合は40mg～120mg。コンサータと同様に状態に合わせて医師が確認しながら調整する。服用してから効果が感じられるまで4～8週間程度かかることが多い。 |
| **副作用・注意点** | 副作用として腹痛や食欲不振、眠気などが起こることがある。副作用は一過性のこともあるので状態に合わせて対応する。コンサータに比べて効果が感じられるまで時間がかかるので、緊急性を要する患者や衝動性が強い患者の場合はコンサータを優先的に服用する場合が多い。 |

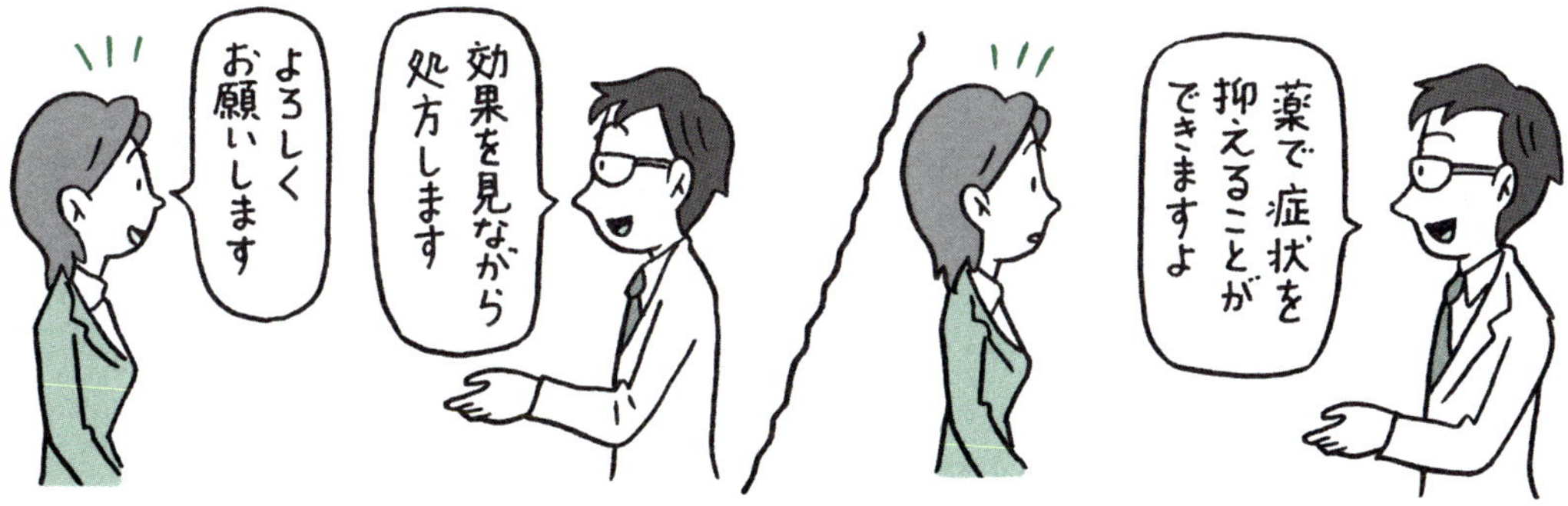
薬で症状を抑えることができますよ
効果を見ながら処方します
よろしくお願いします

# 薬物治療とともに必要な治療法

ADHDや二次障害を軽減するには、薬物治療とともにさまざまな治療法を組み合わせていくことで改善していきます。

## 専門家によるカウンセリングで適切なアドバイスを受ける

医師による薬物治療以外に心理療法も有効です。心理療法とは、専門のカウンセラー（臨床心理士）にさまざまな悩みや対処法を聞きながら症状を軽減していく治療法です。

### 特性があっても生活上の支障がない場合は無視する

発達障害の特性があったとしても生活に支障が無い場合は、無理に治そうとしたり治療する必要はありません。治療とは、自力だけで対処しきれない部分を補うものと考えてください

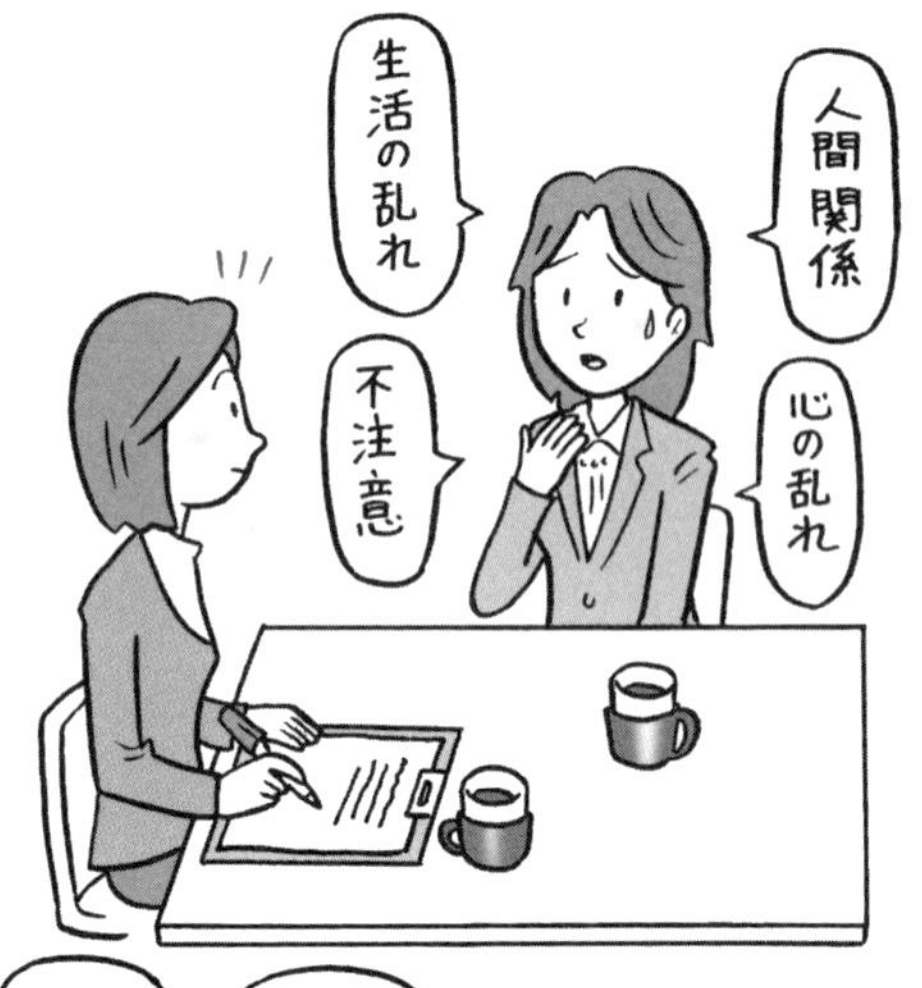

人間関係
生活の乱れ
心の乱れ
不注意


カウンセラーは生活の悩みや困りごとをていねいに聞きながら、生活しやすく改善につながるアドバイスをします。アドバイスに従い一つひとつ自分自身の困りごとのクリアを目指します。

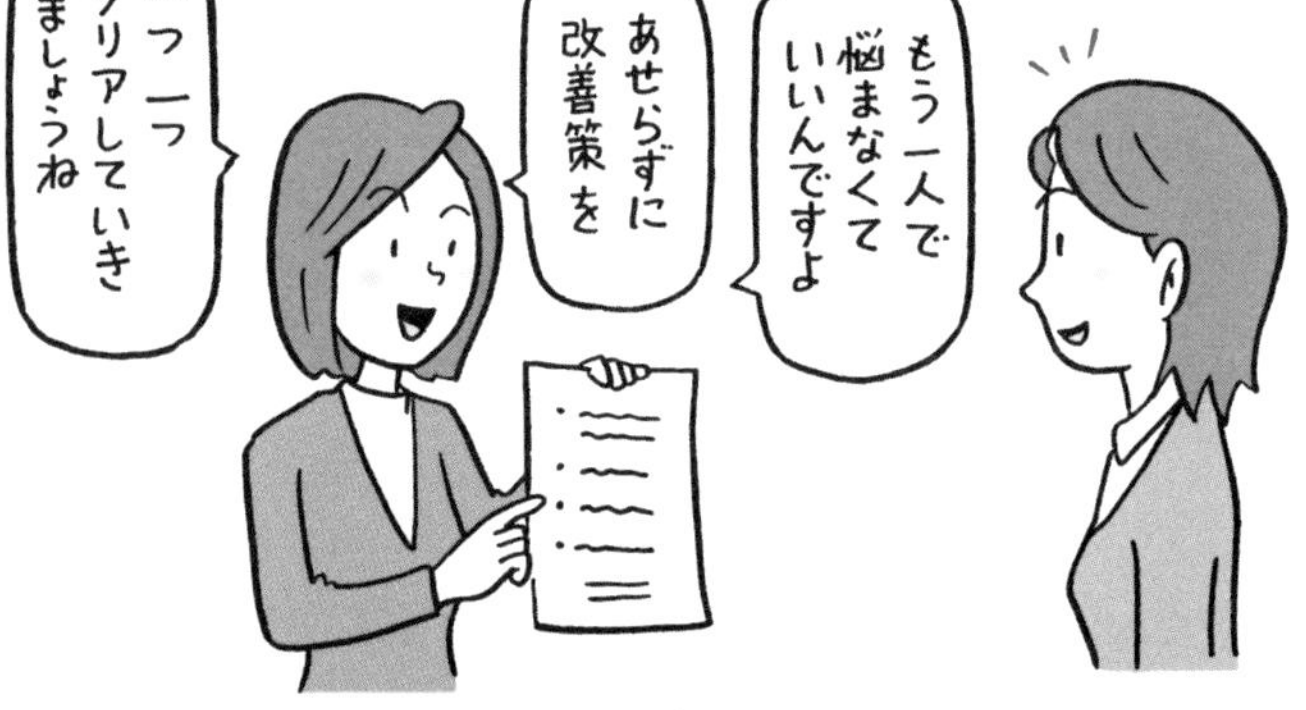

もう一人で悩まなくていいんですよ
あせらずに改善策を
一つ一つクリアしていきましょうね

## 環境調整の例

**●生活のリズムを整える**

昼夜逆転などの生活の乱れがある場合、起床、食事、就寝など1日の生活リズムを整えます

**●部屋の環境を整える**

部屋が散らばっている場合は、必要なもの以外は片付ける。特に夜更かしの原因となっているものは、家族に管理してもらうようにする

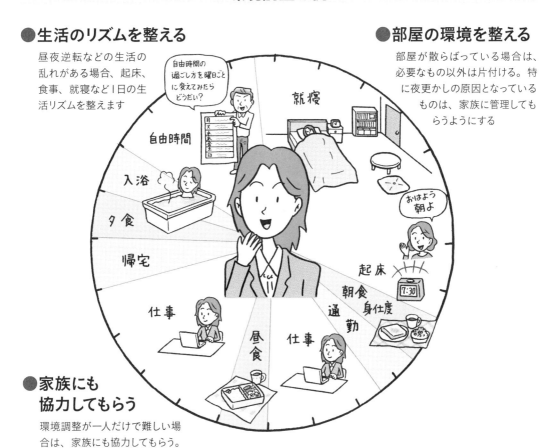

自由時間の過ごし方を曜日ごとに変えてみたらどうだい？
月
火
水
木
金
土
日
就寝
自由時間
入浴
夕食
帰宅
仕事
昼食
仕事
通勤
朝食
身仕度
起床
7:30
おはよう朝よ


**●家族にも協力してもらう**

環境調整が一人だけで難しい場合は、家族にも協力してもらう。

## 生活を見直す環境調整の重要さ

ＡＤＨＤや二次障害の改善には環境調整も欠かせません。環境調整とは、簡単にいえば生活面を見直すということです。ＡＤＨＤの特性のためにトラブルになりがちな交友関係や生活習慣などを見直して、特性に合わせた暮らしやすい環境に整えることで落ち着いてきます。

また、二次障害の原因となりやすい不眠症や摂食障害は、生活の乱れからくる場合も多いのです。毎日の生活リズむを見直し、規則正しい就寝時間や食事のタイムスケジュールを決めるようにしましょう。環境調整を一人で行うことが難しい場合は、医師にアドバイスをもらい家族の協力も必要になってきます。

解説

# 発達障害の方が生きることが楽になる、ちょっとしたヒント

―どんぐり発達クリニック　宮尾益知

## 常に〝0〟か〝100〟　適当な加減がわからない

発達障害の方は、常にものごとを〝0〟か〝100〟でしか捉えられないのが特徴です。アスペルガー症候群でも成績のよい子に、先生が励ますつもりで「もっと頑張れよ」と声をかけると泣き出してしまうことがあります。「今だって100％頑張っているのに、これ以上、頑張れない」と思って泣いてしまうのです。〝適当にやる〟ということがわからない。〝優先順位を付ける〟といったことができないので、いくつかのことを同時進行で行うことができない。就職活動と卒論を同時に行わなければならない時期に、心身ともに体調を崩してしまう人が多いのもこのためです。

## 週に1日は完全オフの休養日を

以前、診察室の前で突然バタンと倒れてしまった患者さんがいました。就職して働き始めて1～2年の20代の女性です。歩くのも困難なくらいフラフラなので、血液検査などを行いましたが、体の異常は全く見られませんでした。2～3日、休養してもらったら、ウソみたいにピンピン元気になりました。彼女の話を聞くと、9時から働き始めて午後3時までは普通に仕事をできるけど、3時を過ぎるとものすごく疲れるのだそうです。知的能力は高く、人より仕事は早くできるので、3時にはその日の

仕事が済んでしまうこともあります。でも、まわりの人と同じように5時までは会社にいないといけない。すると、その3時から5時までの間にどんどん疲れてきてしまう。ついには突然倒れてしまうまで、心身の疲労が蓄積していたのです。

彼女にとって仕事をすることは、全力で100%で取り組むか、バタンと倒れて0%になってしまうかのどちらかしかありません。他の人のように、時々息抜きをしたり、メリハリをつけたりしながらうまく要領よくやっていくということができないのです。

これは特性なので、「ほどほどでいいんだよ」「合格点をクリアできればいいんだよ」「みんなそうやって、適当に息抜きしながらやってるんだよ」という一般的なアドバイスは、彼女を苦しめるだけです。

100%か0%しかできないのならば、完全オフの休養日をつくること。できれば土日の2日間、少なくとも日曜日は、誰とも会わず、家でゆっくり過ごすよう私は彼女にアドバイスしています。

## 発達障害の特性を本人も周囲も理解する

「たまには気分転換として、飲み会に参加したり、遊びに出かけたりすることもいいのでは?」と思われるかもしれません。しかし、発達障害の人にとっては、それらがストレス発散どころか余計なストレスになってしまいます。まわりの人の感情がわからないから、緊張して疲れてしまう。想像することが苦手なので、いつものルールが変わったり、環境が変化したりするとパニックを起こしてしまう。こうした特性を本人もまわりの人も理解して対応策を考えなければなりません。

企業の側の意識改革も必要です。画一的に勤務時間を決めるのではなく、個々人の特性に合わせてフレキシブルな働き方を認めること。就業時間よりも、仕事の内容そのもので業績を評価すること。最近では、極力残業しないような働き方を推奨する風潮にはなってきましたが、実際には、まだまだ実現とはほど遠いレベルの企業が多いようです。「大人の発達障害」が注目され始めたことをきっかけに、こうした社会風潮も改善されていくことを願っています。

COLUMN 6

# 生活を改善するためのヒント

まず、毎日の生活を見直して、できることから始めてみましょう。

## ①交友関係を見直そう

人間関係でトラブルが多い人は、友人との付き合い方を変えてみることも必要です。友人との付き合いで、大きなストレスを感じているのなら、思い切って付き合う人を絞ってみましょう。友人は少なくても別にかまいません。「趣味の合う人」「特性を理解してくれる人」など、ストレスを感じることが少ない友人だけと付き合えばいいのです。

## ②失敗の原因を家族に解説してもらう

人間関係のトラブルを防ぐためには、一番身近な家族に話して「何が原因なのか」解説してもらうのも効果があります。「距離の取り方」「話す内容」「会話のルール」など原因がわかったら、家族と一緒に練習してみることも効果があります。

## ③雑談に参加しない

女性同士の付き合いには、いわゆるガールズトークがつきものです。ところが、女性同士の会話や人間関係は非常に複雑で、特性のある女性にとってはなかなか対処が難しい場合があります。ガールズトークに参加するだけで大きなストレスを感じる場合もあります。思い切ってガールズトークや雑談には参加しない、と考えることも必要です。

## ④メモを見て話す

トークに参加するときは、あらかじめ話したいことをメモにとっておきます。そして、メモを確認しながら話すことで、会話のトラブルは減ってくるはずです。

## ⑤完全を目指さない

整理することや片付けが苦手なADHDの人は、上手にできないことが大きなストレスや劣等感につながります。そこで、最初から完全を目指さないことがストレスを抱えないコツです。「机の上だけ」「本棚の整理」「洋服をしまう」などとポイントを決めて、一つずつクリアするようにしましょう。

## ⑥タイマーを活用する

約束の時間が守れなかったり、時間で行動することが苦手という人は、タイマーを活用することも効果があります。時間の流れが目で確認できるので、スムーズに行動に移せるようになるはずです。

## ⑦ペットを飼う

人間関係で大きなストレスを抱えている人は、ペットを飼うことでリラックスできる人もいます。人間が相手だと緊張する人も相手がペットだとリラックスして話しかけられるようです。生き物が飼えない場合は、ぬいぐるみやロボットでも構いません。

第7章

# 大人の発達障害——専門医からのアドバイス

宮尾益知

多数の発達障害の方を診察してきた専門医として、大人の発達障害の方がもっと楽に生活できて、支援する方や企業の担当者にとっても参考になるためのアドバイスです。

# 発達障害の方が大人になってから直面する問題とは？

## 空気が読めない人を排除する現代社会

発達障害という言葉がテレビや新聞、書籍などを通して広く知られるようになったのはここ数年ですが、発達障害の特性がある方は昔から少なからずいたと思われます。ただ、昔は「あの人はちょっと変わっているよね」と思われる程度ですんでいたことが、現代では「空気が読めない」と排除されるようになってきた。そんな社会の在り方が、「ちょっと変わったところのある人たち」をより生きづらくさせているのではないでしょうか。

要因はさまざまにあると思いますが、情報量が莫大になり、時間管理が厳密化されるようになった社会の変化もその一つだと思われます。農業や林業、漁業など第一次産業が主流だった時代に比べると、現代は組織の中で対人関係を重視しなければならない仕事が大半です。限られた時間に大量の情報をより正確に処理できる人が重宝がられ、暗黙の了解がわからず、組織のルールからはみ出してしまう人を育てる余裕がなくなっています。

## 高校を卒業した頃からトラブルが増えていく「大人の発達障害」とは？

最近では、「大人の発達障害」という問題への注目も高まってきています。しかし、発達障害というのは、大人になって突然発症するものではありません。もともと脳の機能に特性があり、さまざまな症状が出てきて、周囲とうまく適応できない状態をいいます。先天的な要因に、育っていく環境の要因が加わり、問題が生じてくることを指すのです。認知（理解・行動する課程）にある種の傾向があっても、まわりにうまく適応しているのであれば、障害とはみなされません。

ただ、小中学・高校時代までは、何とかうまくやってきた人でも、社会に出て周囲とうまくいかず、トラブルを抱えてしまうケースもあります。大人になって心療内科を受診して、初めて自分は発達障害だと気が付く人も増えています。彼らはなぜ、社会に出てから、まわりとうまく適応できなくなったのでしょうか。

高校までの生活は、朝起きて、学校に行って、時間割通りの授業を受

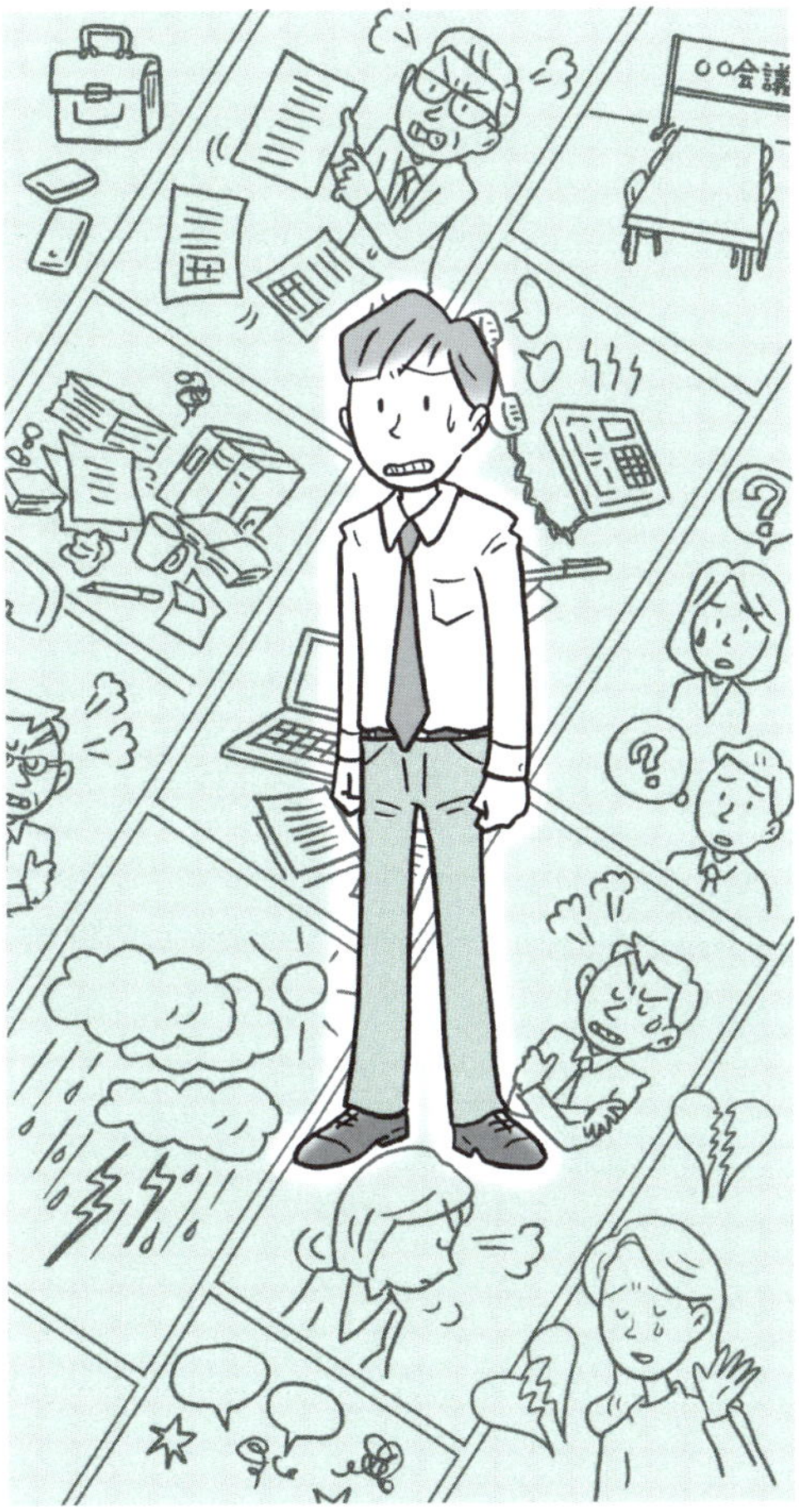

けて、お昼ご飯も決められた時間にみんなで取って……と、一日のスケジュールが決められています。それらに従っていれば、問題なく生活できたという人もいます。しかし、高校卒業後は、そうはいきません。自分で決めなければならないことが、急激に増えるのです。

　例えば、大学に進学した場合、各学部・学科によってカリキュラムはありますが、どの授業を受講するのか、その選択・組み合わせは自分で決めなければなりません。つまり、自分で時間割を作らなければならないのです。

　発達障害の方にとっては、これが非常なストレスとなります。〝適度な加減〟がわからず、朝から晩までびっしりと受講スケジュールを組んでしまったりします。

　また、人とのコミュニケーションが苦手なので、「あの授業は単位が取りやすい」といった学生同士の情報が入ってきにくく、試験前にノートを貸し借りしたり、過去の問題などを教えてもらったりするような人間関係が築けず、自分一人で苦労することになります。これでは、ひと月も持たずに、ヘトヘトに疲れてしまうのは当然です。

## うつ症状の原因は発達障害の可能性も

　五月病という言葉があります。5〜6月は梅雨時ということもあり、天候の変化に影響を受けやすい発達障害の方は、この時期に体調が悪くなって、抑うつ症状などの二次障害を起こしてしまうことがあります。

　しかし、いくらうつの治療を行っても、その背後に発達障害が存在している場合は、根本的な解決になりません。うつがなかなか治らない、または再発を繰り返すといった場合には、発達障害の可能性を疑い、早めに適切な治療を受けることが重要です。

# 一人暮らしをする時に、注意しておきたいことは？

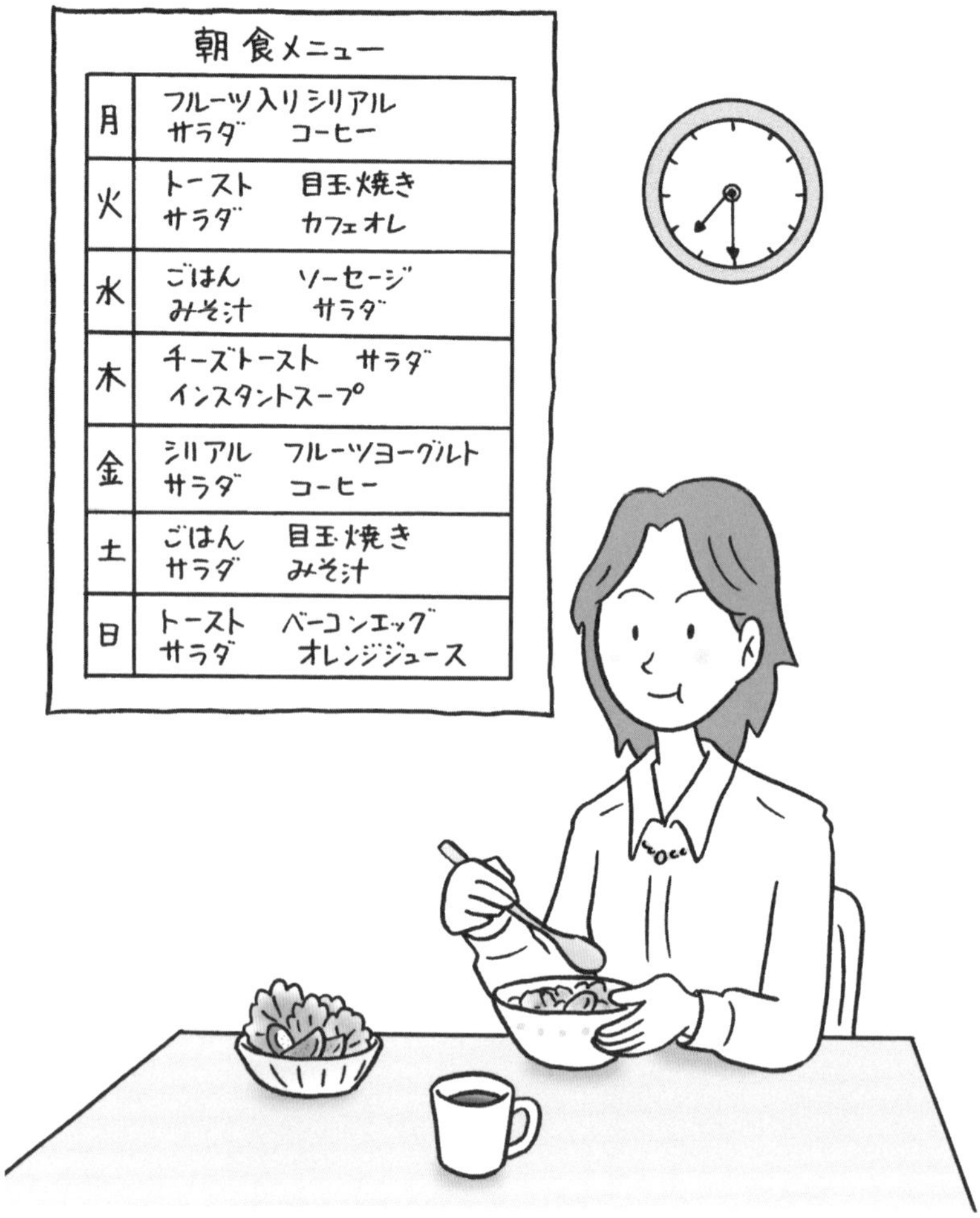
朝食メニュー
月 フルーツ入りシリアル サラダ コーヒー
火 トースト 目玉焼き サラダ カフェオレ
水 ごはん ソーセージ みそ汁 サラダ
木 チーズトースト サラダ インスタントスープ
金 シリアル フルーツヨーグルト サラダ コーヒー
土 ごはん 目玉焼き サラダ みそ汁
日 トースト ベーコンエッグ サラダ オレンジジュース

## 規則正しい生活リズムを身に着けることが大切

高校卒業後、進学や就職を機に一人暮らしをする方も多いと思いますが、発達障害の方は、先の見通しを立てることが苦手なため、生活のリズムを崩してしまう場合があります。

ADHDの方は、衝動性が強く、物事の優先順位を付けることが苦手なため、パソコンやゲームなど自分の興味のあることに夢中になって、ついつい朝まで起きてやってしまい、明け方から夕方まで眠ってしまうことがあります。

一方、ASDの方は、「お腹がすくまで食べない」「眠くなるまで眠らない」といった極端な行動をしがちです。

一度、昼夜逆転状態になってしまうと、なかなか元の生活リズムに戻せず、大学の授業に出られなくなったり、社会人の場合は仕事に遅刻したり、休みがちになるなど、通常の社会生活が送られなくなってしまいます。

そこでまわりから何度も注意をされると、「自分はダメな人間なんだ」と劣等感を持ってしまいます。叱るのではなく、「朝は○時に起き、○時にご飯を食べ、○時に出かける。夜は○時にお風呂に入って、○時に寝る」といったスケジュール表を作ってあげたり、「パソコンやゲームは一日に○時間まで」など具体的に紙に書いて指示してあげたりするとよいでしょう。

ポイントは、毎日、規則正しい生活リズムを保つこと。休日前や試験の前日、旅行の前日など特別なイベントがあっても、行動パターンを変えないことが大切です。一人暮らしを始める前に、基本的な生活習慣を身につけさせておくことが肝心です。

## 疲れて料理ができず身体を壊す場合も

一人暮らしの場合には、食生活にも注意が必要です。ある発達障害の女性は、「毎日、疲れて料理をする気力がない」と、牛丼とハンバーガーの食事を繰り返し、身体を壊してしまいました。

彼女は冷蔵庫の中を開けて食材を見ても、頭が働かないといいます。そこで、レストランのメニューのように、前菜、汁物、メイン、主食、とカテゴリー別に頭の中を整理させて、一週間分の献立を一緒に作りました。月曜日はサラダ・スープ・ハンバーグ・パン、火曜日は漬物・味噌汁・焼き魚・ごはん、といった具合です。

普通の人なら、そこまでしなくても、適当にバランスの取れた食事ができるかもしれません。しかし、彼女の場合は、わざわざカテゴリー別に整理して、あらかじめ一週間分の献立を決めておかなければ実践できないのです。

## バランスのよい食生活はパターン化して習得

別に全て手作りする必要はありません。スーパーで焼き魚を買ってきてもいいのです。

特にADHDの方は、同時に複数のことを行うことが苦手なので、洗い物をしている間にフライパンを焦がしたりしてしまうこともあります。器も色や形が違うものがいくつもあると整理ができず、混乱してしまいます。

無理してお店のような立派な定食を作る必要はありません。お惣菜を買ってきて、ワンプレートに盛り付けるといったことでも構わないのです。要はバランスの取れた食事の仕方をパターン化して習得させることがポイントなのです。

# 人づきあいで気をつけておきたいことは？

## 友だちは無理して作らなくていい

男性は比較的一人で行動することが平気な人が多いのですが、女性の場合は、社会人になっても特有のグループができやすいものです。グループ内には序列や会話、ファッションなど一定のルールがあり、グループ内の会話は他の人には話さない、休日はグループのみんなで遊びに行くなど、グループ特有の暗黙の了解があります。

しかし、ASDの女性は「基本的にマイペースで、自分の興味があること以外に関心がない」「話の全体像よりも細部にこだわってしまう」「非言語的なコミュニケーションが苦手で人の表情や態度から相手の気持ちを読むことができない」「冗談や皮肉など言外の意味を推察できない」といった特性があり、グループ内で嫌われて仲間外れにされてしまうことがあります。

また、ADHDの女性の場合は、「気配りができない」「人の話に割り込んで話したり、的外れなことを言ったりする」「約束を守れない」「待ち合わせに遅れる」「女性同士の秘密をつい話してしまう」といった特性があり、友人との間でトラブルを起こしやすい傾向があります。

どちらのケースでも、発達障害の方にとっては、なぜ自分が嫌われてしまうのか理解できず不安に思うかもしれません。しかし、無理して他人に合わせようとして疲弊したり傷ついたりするよりも、一人でいる方が楽であれば、「友人は特にいなくてもいい」と割り切っても構わない

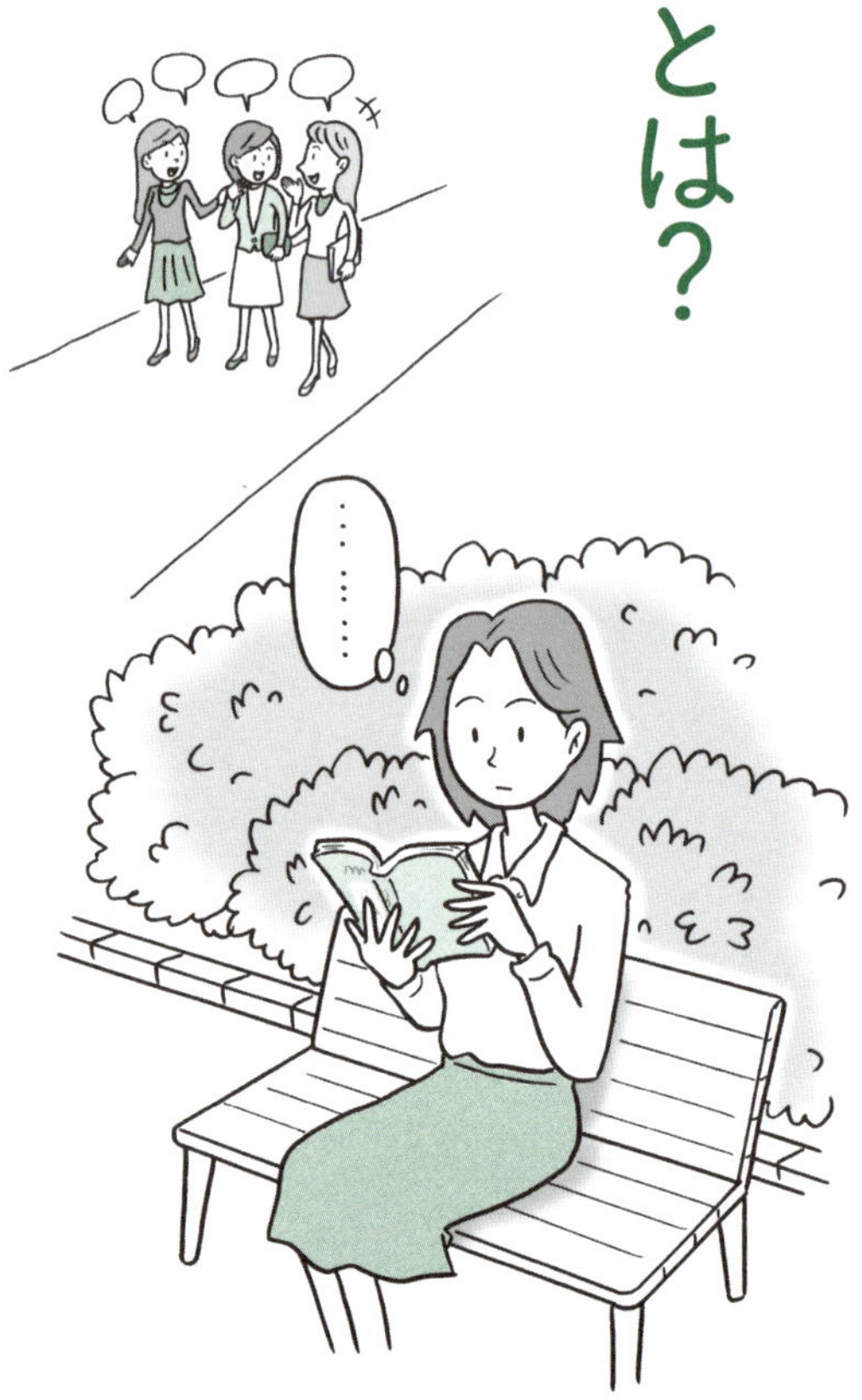

と思います。それよりも、自分の好きなことや趣味を大切にした方がずっといいでしょう。その趣味がきっかけで話の合う友人ができることもあります。ある大学生の発達障害の方は、「趣味の天体観測を通じて、18歳にして初めて友人ができました」と話してくれました。お互いに興味のあることが同じなので、話がしやすいのだと言います。

誰とでも仲良くする必要はありません。気の合う友人とだけ付き合えばいいのだし、もし一人でいることが心地よいのであれば、一人でいても全く問題はありません。

## 学校や職場の人間関係、ご近所付き合いをうまくやり過ごすコツ

そうはいっても、社会の中では、不特定多数の他人と接しなければならない場面もあるでしょう。そんな時はどう振る舞ったらいいのか、あるASDの女子大学生はこう話してくれました。

彼女は「集団の中に紛れ込むようにする」といいます。みんなでお昼ご飯を食べながら、ワイワイ盛り上がっている時は、「ふんふん」とうなずきながら、話の中に加わっている振りをするそうです。それで、食べ終わると、図書館で本を読んだり、教室で一眠りしたりして過ごしているそうです。

女性の会話は抽象的な言い方が多い傾向があり、「最近どう?」というフレーズ一つとっても、相手や状況、話の流れによって、「彼氏はできた?」「仕事はうまくいってる?」「お子さんはどうですか?」などさまざまな意味に変わります。しかし、発達障害の方はそれらを推測することが苦手です。「そうなんだ～」とみんなが言っても何がそうなのかわからない。「すごい～」と言っても何がすごいのかわからない。

だから、話のイニシアティブは取らない、おしゃべりに無理して長々と付き合わずに距離をとるというのは、うまくやり過ごすコツかもしれません。

また、周囲の人を観察して真似をするというのも一つの方法です。脳神経科医、オリヴァー・サックス博士の著書『火星の人類学者―脳神経科医と7人の奇妙な患者』には、自らを「火星の人類学者のようだ」という自閉症の動物学者の話が出てきます。彼女は人の気持ちや表情が読めず、複雑な感情やだましあいが理解できないため、〝厖大《ぼうだい》な経験のライブラリー〟を作り上げ、それを参照することで普通の人の行動様式を分析し、解読しながら生活しているといいます。「自分は火星人で、地球人の中に紛れ込んで彼らのことを勉強している」くらいの気持ちで人と接するというのも、一つのヒントになるかもしれません。

専門医からの

アドバイス④

# 配偶者やパートナーに発達障害の傾向がある場合は、どうしたらいい？

## 夫の言動に傷つき抑うつ状態になる妻たちその背景にはあるものは…

ここ10年ほどで増えていると感じるのは、アスペルガー症候群の夫を持つ女性からの相談です。アスペルガー症候群とは、ＡＳＤのなかでもその特徴が軽く、知的に高い人たちの一群を指します。彼らは優秀で社会にも適応できており、基本的に優しく、純粋で真っ直ぐな人たちです。しかし、社交性やコミュニケーション力に問題があり、特に相手の気持ちを想像したり、相手の置かれている状況を理解したりすることが苦手です。こだわりが強く、変化が苦手で、人からコントロールされることを嫌い、それが脅かされると突然キレてしまうことがあります。

結婚前は、「ちょっと不器用で変わったところもあるけれど、下心がなく、駆け引きもしない率直な人」と好ましく思っていた女性たちも、結婚後、特に子どもが生まれてからは、子育てに関心を持ってくれない夫との気持ちのすれ違いが積み重なっていきます。「子育ての不安や悩みなどを共有してくれない」「共感性のない態度や言葉に傷つけられる」といった、夫との情緒的交流がうまくいかないことが妻の孤立感、無力感、絶望感につながり、偏頭痛や不眠に悩まされたり、自律神経失調症、抑うつ状態、パニック障害などになってしまったりする方もいます。妻が心療内科を受診し、夫からも話を聞いてみるうちに、夫にアスペルガー症候群の特性があることが、問題の大本にあることがわかってきたというケースが少なからずあるのです。

## まわりの人に相談しても理解してもらえないカサンドラ症候群

アスペルガー症候群の男性は社会的には成功している方も多く、まわりの人に相談しても「真面目ないい旦那さんじゃないの」「男なんてたいていそうよ」と受け流され、理解してもらえないことが、妻たちをより一層苦しめる原因になっています。英国の心理学者のマクシーン・アストンは、アスペルガー症候群の夫または妻（あるいはパートナー）と情緒的な相互関係が築けないために配偶者やパートナーに生じる、身体的・精神的症状をカサンドラ症候群と名付けました。これは正式な病名ではありませんが、ギリシャ神話に登場するカサンドラという王女が呪いをかけられ、予知能力を誰にも信じてもらえず、悲劇が起きたという話に由来します。

アスペルガー症候群の方の特性は、生まれもった性質や育った環境の違いから、その現れ方は一人ひとり違います。しかし、共通するのは「想像することが苦手」だという点です。問題の根底にあるのは「共感性の欠如」なのです。

## 相手を責めても悪循環からは抜け出せない

今、カサンドラ状態で苦しんでいる方にお伝えしたいのは、夫婦間のコミュニケーションの問題は、パートナーの特性が影響しているということ。それは誰のせいでもないということです。特性を持っている人が悪いわけではなく、特性に対応できない人が悪いわけでもないのです。相手を責めたり、犯人探しをしたり、逆に自信をなくして絶望していては、悪循環から抜け出すことはできません。

まずは相手の特性を理解することが第一歩。

そして、一人で問題を抱え込まずに、発達障害に詳しい専門医に相談してください。アスペルガー症候群の方は、想像することは苦手ですが、問題解決のための具体的な対策を示せば、知識として学習することはできます。そのためには、感情面から訴えるのではなく、専門医から合理的に解説をしてもらうことが有効です。

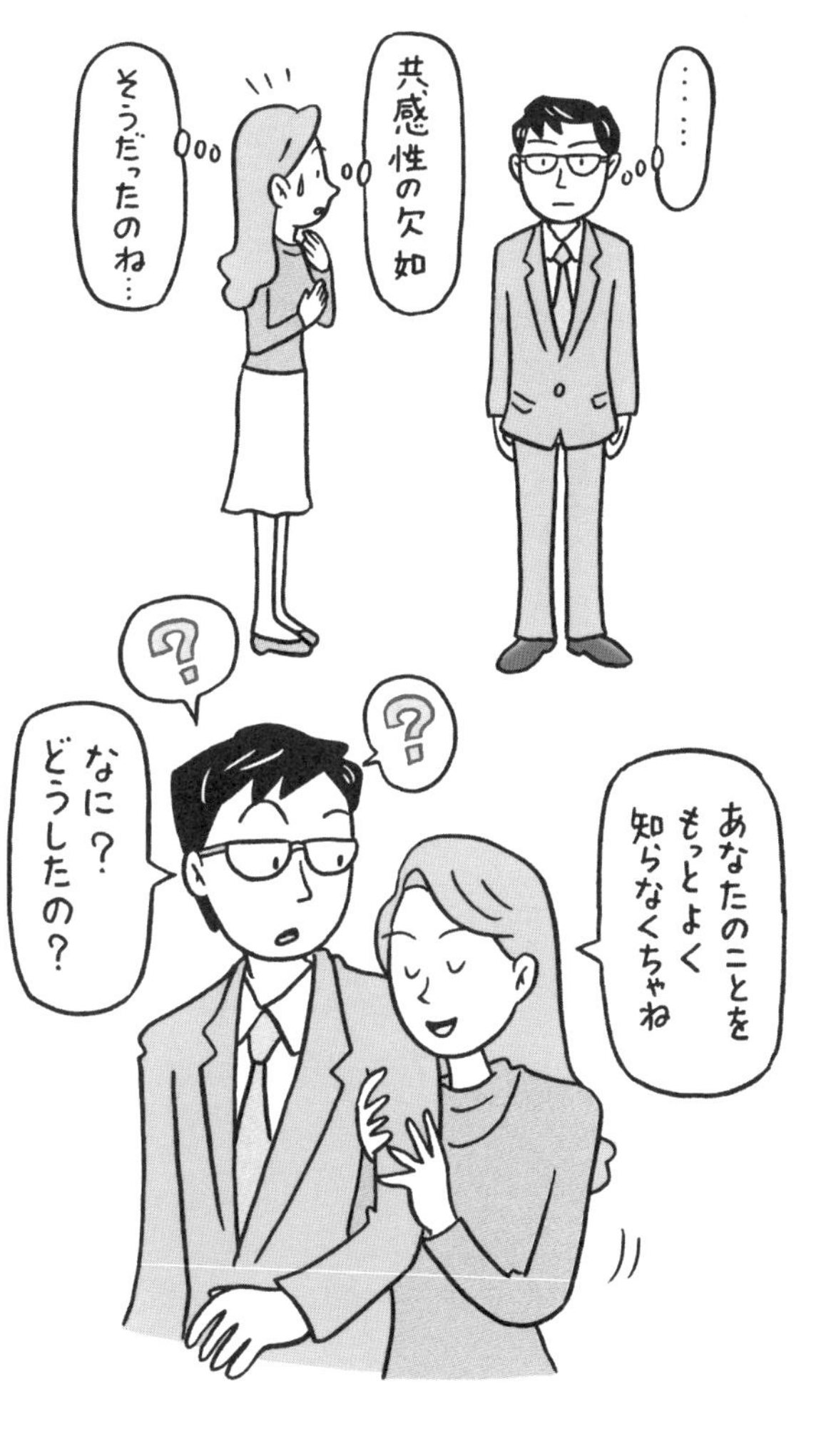
……
共感性の欠如
そうだったのね…
あなたのことをもっとよく知らなくちゃね
なに？どうしたの？

# 個性を活かし、お互いに補完し合える社会へ

## マイナス面よりもプラス面に目を向けて

人は誰でも得手不得手があり、個性があるのと同じように発達障害の方が持っている特性も個性の一つなのです。空気を読み、相手の顔色ばかりを読んでいる忖度《そんたく》型の社会では、発達障害の方の苦手な部分ばかりが目立って見えることもあるでしょう。しかし、彼らの中にはずば抜けた才能を持つ人もたくさんいます。常識や固定概念にとらわれない発想力や感性に優れていたり、難解な専門知識を理解することや計算をすることが得意だったり、他の人にはない能力を持っている人もいるのです。

彼らの苦手な部分はまわりの人がサポートすればいい。マイナス点に目を向けるよりも、その才能を活かすような社会になってほしいと強く願っています。

## 障害者雇用促進法が改正発達障害も対象に

平成25年（２０１３年）に障害者雇用促進法が改正され、発達障害もこの法律の対象であることが明確化されました。仕事内容としては清掃やシュレッダー作業などが多く、発達障害の方の個性や能力を活かせる職場はまだまだ少ないようですが、彼らの才能に気づき、積極的に活用しようと動き出している会社もあります。

ある国立理系大学に飛び級で進学した男性は、ＩＱが非常に高く、優秀な成績で卒業しましたが、就職試験に１００社以上落ちてしまいました。頭はいいのですが、こだわりが強く、対人関係が苦手なので、なかなかうまくいかなかったようです。障害者雇用の話をしても、「バカにするな！」と怒鳴ってしまって聞く耳を持ってくれませんでした。

ところが、久しぶりに診察に訪れた彼は、とても落ち着いていて、うれしそうにしていました。何があったのか聞くと、ハローワークを通して、あるＩＴ企業の障害者枠で就職できたというのです。最初は障害者雇用に抵抗があったようですが、ハローワークに通ううちに覚悟を決めたそうです。「自分の得意な仕事で評価してもらえて、給料がもらえる」とうれしそうに話してくれました。

障害者の仕事＝単純作業ではな

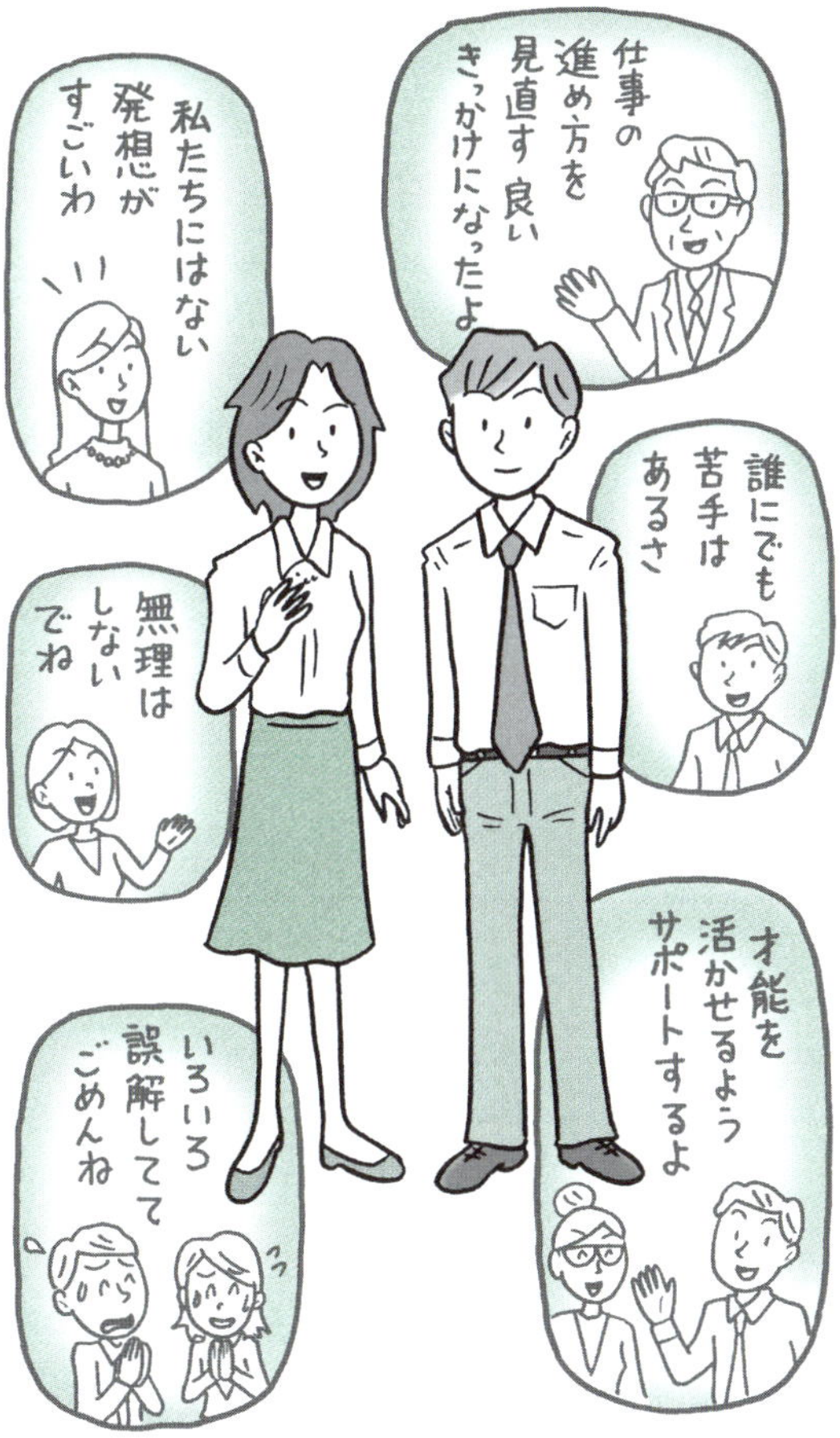
仕事の進め方を見直す良いきっかけになったよ
私たちにはない発想がすごいわ
誰にでも苦手はあるさ
無理はしないでね
才能を活かせるようサポートするよ
いろいろ誤解しててごめんね

い。彼らの才能を活かした、彼らにしかできない専門的な重要な仕事を任せられれば、それは障害のある方にとっても、企業にとっても非常に望ましいカタチではないでしょうか。

そのためには、従来の就職試験や人事評価の仕方を考え直す必要があります。前述した午後3時以降になると急激に疲れてしまう女性のように、フルタイムで働くのが辛い人でも無理なく働ける勤務体系も考えなければなりません。

## 閉塞社会にイノベーションを起こす人材とは

今、日本では、多くの企業がイノベーションやブレークスルーを起こせる人材がいないと悩んでいます。私は発達障害の方の中からそういう人を探し出すことが、一つの方法になるのではないかと思っています。一部の企業では、既にそうした取り組みも始まっているようです。

極論かもしれませんが、結局、人は「対人関係やコミュニケーションが苦手な人」と「誰とでもすぐに仲良くなれるけど、おっちょこちょいでいい加減な人」のどちらかのタイプに分けられるのではないでしょうか。障害になるのかどうかは、その度合いがちょっと強いかどうかの違いだけ。極端な人たちをサポートし、うまく育てることができれば、極端ではない人たちとのコミュニケーションはもっとうまくできるはずです。

障害の有無にかかわらず、苦手なところはサポートし合い、得意な部分を活かす。お互いに補完し合える社会になれば、誰にとっても生きやすく、自分らしく生きられる未来が待っていると私は思います。

監修者略歴：**宮尾益知**（みやお　ますとも）

東京生まれ。徳島大学医学部卒業、東京大学医学部小児科、自治医科大学小児科学教室、ハーバード大学神経科、国立成育医療研究センターこころの診療部発達心理科などを経て、2014年にどんぐり発達クリニックを開院。主な著書・監修書に『発達障害の治療法がよくわかる本』、『発達障害の親子ケア』、『女性のアスペルガー症候群』、『女性のＡＤＨＤ』（いずれも講談社）、『アスペルガーと愛』（東京書籍）、『子どものＡＤＨＤ』、『親子で乗り越える思春期のADHD』『女の子の発達障害』（いずれも河出書房新社）など。専門は発達行動小児科学、小児精神神経学、神経生理学。発達障害の臨床経験が豊富。

協力：オーク発達サポート

どんぐり発達クリニックの宮尾益知先生を中心に、異なった特性を持つ子どもたちの発達の問題を解決しながら成長を支えます。また、発達障害をサポートする専門家を育てていくことと、社会の中で発達障害の人たちが活躍できる環境を適切に作っていくお手伝いをしていく会社です。

参考図書：『女性の発達障害』宮尾益知／監修　河出書房新社
『女の子の発達障害』宮尾益知／監修　河出書房新社
『親子で乗り越える　思春期のＡＤＨＤ』宮尾益知／監修　河出書房新社
『親子で理解する発達障害　進学・就労準備の進め方』鈴木慶太／監修　河出書房新社
『親子で乗り越える　思春期の発達障害』塩川宏郷／監修　河出書房新社
『女性のアスペルガー症候群』宮尾益知／監修　講談社
『女性のＡＤＨＤ』宮尾益知／監修　講談社
『大人のアスペルガー症候群』宮尾益知／著　日東書院
『大人に発達障害を的確にサポートする』星野仁彦／監修　日東書院
『アスペルガー症候群　大人の生活完全ガイド』辻井政次　杉山登志郎　望月葉子／監修　保健同人社
『大人の発達障害　アスペルガー症候群　ＡＤＨＤシーン別解決ブック』司馬理英子／著　主婦の友社

Staff：装丁／志摩祐子（レゾナ）
本文デザイン・DTP／志摩祐子、西村絵美（いずれもレゾナ）
カバー・本文イラスト／横井智美
企画・構成／佐藤義朗
編集／西垣成雄

ASD（アスペルガー症候群）、ADHD、LD
**大人の発達障害　日常生活編**
**18歳以上の心と問題行動をサポートする本**

2017年10月30日初版発行
2022年10月30日２刷発行

監　修　宮尾益知
発行者　小野寺優
発行所　株式会社河出書房新社
　　　　東京都渋谷区千駄ヶ谷2-32-2
電　話　03-3404-8611（編集）
　　　　03-3404-1201（営業）
https://www.kawade.co.jp/

印刷・製本　図書印刷株式会社

Printed in Japan　ISBN978-4-309-24832-5